Verzeichnis der Gefahrstoffe in Apotheken

Liste nach § 6 GefStoffV und Tabellen zur Kennzeichnung

Dr. Ute Stapel
Fabiola Melchert

Inhalt

Vorworte 6

1 Apothekenübliche Gefahrstoffe 8

2 Kennzeichnungselemente nach CLP-Verordnung 80
   2.1 Gefahrenklassifizierung – Gefahrenkategorien 80
   2.2 Gefahrenpiktogramme 81
   2.3 Vorrangregelung für Gefahrenpiktogramme . 81
   2.4 Signalwörter 81
   2.5 Gefahren- und Sicherheitshinweise 81
   2.6 Andere Einstufungen nach CLP-Verordnung . 82
   2.7 Weitere Information 83

3 Innerbetriebliche Kennzeichnung und Lagerung der Standgefäße/Reagenzien ... 84
   3.1 Vollständige und vereinfachte innerbetriebliche Kennzeichnung bei Standgefäßen / Reagenzien 84
   3.2 Lagerung der Ausgangsstoffe 86
   3.3 Jährliche Überprüfung des Gefahrstoffverzeichnisses 88

4 Abgabe und Kennzeichnung der Abgabegefäße 89
   Leitfaden für die Abgabe von Gefahrstoffen 89
   Punkt 1: Gefahrstoff, Biozid oder Arzneimittel – welche Zweckbestimmung? 89
   Punkt 2: Plausibilität und Legalität des angegebenen Verwendungszwecks 90
   Punkt 3: Private Endverbraucher oder gewerbliche / berufliche Verwendung 90
   Punkt 4: Abgabeverbote und Beschränkungen von Chemikalien 90
      4a: REACH – Anhang XVII 90
      4b: Ausgangsstoffe für Explosivstoffe .. 92
      4c: Grundstoffüberwachungsgesetz (GÜG) 93
      4d: Chemikalien-Verbotsverordnung (ChemVerbotsV) 94
   Punkt 5: Kennzeichnung / Verpackung nach CLP-Verordnung 95
      5a: Etikett 95
      5b: Kleinstmengenregelung 96
      5c, 5d: Kindergesicherter Verschluss, tastbarer Gefahrenhinweis 97
   Punkt 6: Abgabevorschriften 97
      6a: Handelserlaubnis 97
      6b: Mündliche Informationspflicht 99
      6c: Dokumentation 99
      6d: Selbstbedienungsverbot 100
      6e: Versandhandel 100

5 Tabellen und Formulare 101
   5.1 Gefahrenhinweise – H-Sätze und ergänzende EU-Hinweise 101
   5.2 Sicherheitshinweise – P-Sätze 105
   5.3 Kennzeichnungstabelle / Zuordnung der P-Sätze zu den H-Sätzen 109
   5.4 Kindergesicherter Verschluss / tastbares Warnzeichen 115
   5.5 Gefahrenkategorien, Kleinstmengenregelung 116
   5.6 Stoffe aus Anhang XVII REACH-Verordnung 118
   5.7 Synonyma und KN-Code für Grundstoffe aus dem GÜG 120
   5.8 Gefahrenklassen deutsch – englisch 124
   5.9 Adressen der Landeskriminalämter 126
   5.10 Empfangsschein eines Gefahrstoffs für die Abgabe eines dokumentationspflichtigen Stoffes 127
   5.11 Kundenerklärung / Endverbleibserklärung für Grundstoffe (Doku / EVE) 128
   5.12 Liste der Prüfmittel 130
   5.13 Rechtsgrundlagen 133

6 Häufig gestellte Fragen 134

Abkürzungen 138

Dokumentation: Jährliche Überprüfung des Gefahrstoffverzeichnisses 139

Vorwort zur 3. Auflage

Die Umstellung, der am 20. Januar 2009 in Kraft getretenen CLP-Verordnung (EG) Nr. 1272 / 2008 in Verbindung mit der REACH-Verordnung ist abgeschlossen. Dies wird in der 3. aktualisierten Auflage des Verzeichnisses berücksichtigt.

Ab 1. Juni 2017 müssen nun alle Stoffe und Gemische, die in Verkehr gebracht werden, gemäß der Verordnung über die Einstufung, Kennzeichnung und Verpackung (CLP) gekennzeichnet werden.

Seit der letzten Auflage hat es weitere Änderungen im Grundstoffüberwachungsgesetz und in der Verordnung über die Vermarktung und Verwendung von Ausgangsstoffen für Explosivstoffe gegeben. Auf nationaler Ebene ist die Chemikalien-Verbotsverordnung seit dem 20. Januar 2017 in Kraft.

Einige Sprengstoffgrundstoffe sind zurzeit in den Rechtsbestimmungen noch erfasst; hier sind jedoch weitere rechtliche Änderungen im Rahmen der Übergangsvorschrift bis zum 1.1.2019 schon angekündigt.

Aufgrund dieser Veränderungen war es notwendig, eine Anpassung des Gefahrstoffverzeichnisses an das geltende Recht durchzuführen.

Alle apothekenüblichen Reagenzien / Chemikalien / Rezepturausgangsstoffe sind nach der aktuellen Gesetzgebung eingestuft und mit weiteren für den Apothekenbetrieb relevanten Informationen zur Lagerung und Abgabe ergänzt worden, so dass das vorliegende Verzeichnis der apothekenüblichen Gefahrstoffe den aktuellen Rechtsvorschriften entspricht.

Mit der 2012 in Kraft getretenen Apothekenbetriebsordnung besteht nicht mehr die Verpflichtung, bestimmte Prüfmittel bereitzuhalten. Da jedoch der Apotheker nach den Rechtsvorschriften verpflichtet ist, Ausgangsstoffe zu prüfen und Arzneimitteln nach den anerkannten pharmazeutischen Regeln herzustellen, muss im Labor eine Grundausstattung an Reagenzien und Stoffen vorhanden sein. Es gilt weiterhin, dass bei Stoffen / Gemischen, die mit einem ordnungsgemäßen Prüfzertifikat geliefert werden, zumindest die Identität in der Apotheke festzustellen ist.

Aus Gründen der Übersichtlichkeit und schnelleren Auffindbarkeit sind die „Tabelle der apothekenüblichen Reagenzien" und die „Tabelle der weiteren Chemikalien und Rezepturausgangsstoffe" in einer Tabelle („Tabelle der apothekenüblichen Gefahrstoffe") zusammengefasst worden. Als Rechtsgrundlage für die apothekenüblichen Gefahrstoffe liegen zuerst die CLP-Verordnung – falls dort keine Informationen vorhanden sind – die Daten der Europäischen Chemikalienagentur (ECHA) zugrunde. Falls auch dort keine Informationen zum Gefahrstoff vorhanden sind, wurde auf Informationen der aktuellen Sicherheitsdatenblätter der Hersteller zurückgegriffen.

Die nach der „alten ApBetrO" vom 02.12.2008 in der Anlage 1 vorgeschriebenen Prüfmittel sind für den Überblick als möglicher Grundstock für den Apothekenbetrieb in den Anhang verschoben worden.

Nach den Rechtsvorschriften muss der Apotheker ein Gefahrstoffverzeichnis führen, welches einen Überblick über die im Betrieb eingesetzten Gefahrstoffe gibt. Das Verzeichnis ist auf aktuellem Stand zu halten und muss einen Verweis auf die zugehörigen Sicherheitsdatenblätter enthalten. Die Sicherheitsdatenblätter enthalten Angaben zu den physikalisch-chemischen, sicherheitstechnischen, toxikologischen und ökologischen Daten sowie Empfehlungen zum sachgerechten Umgang. Aktuelle Sicherheitsdatenblätter sind notwendig, um die für den Gesundheitsschutz der Mitarbeiter notwendigen Schutzmaßnahmen sachgerecht zu treffen. Hierzu wird eine CD mit Sicherheitsdatenblättern von allen in diesem Verzeichnis aufgeführten Gefahrstoffen unterschiedlicher Hersteller mitgeliefert. Diese dienen der Orientierung. Aktuelle Sicherheitsdatenblätter sind in der Regel auf den Internetseiten der Anbieter zu finden.

Das Buch ist nicht nur als Verzeichnis, sondern auch als Abgabe- und Kennzeichnungshilfe für den Apothekenbetrieb gedacht. Ebenso kann es von Pharmaziestudenten, PTA und Personen, die die Sachkunde zur Abgabe von Gefahrstoffen erlangen möchten, zur Vorbereitung verwendet werden.

Wir danken Frau Dr. Schenk für die Hinweise und die Unterstützung bei der Aktualisierung.

Dr. Ute Stapel, Fabiola Melchert,
Bönen und Olfen im September 2017

Vorwort zur 4. Auflage

Die CLP-Verordnung mit ihren Piktogrammen, Signalwörtern, Gefahrenklassen und Gefahrenkategorien sowie die H- und P-sätze gehören mittlerweile zum Apothekenalltag. Auch die Anwendung der Chemikalienverbots-Verordnung hat sich etabliert.

In der 4. Auflage des Gefahrstoffverzeichnisses für Apotheken wurden Aktualisierungen aufgrund von geänderten Rechtsgrundlagen eingepflegt und weitere Stoffe aufgenommen.

Der Anhang XVII der REACH-Verordnung ist um weitere Stoffe ergänzt worden. In der Chemikalienverbots-Verordnung ist in der Anlage 2 der Eintrag 3 seit Ende 2018 nicht mehr gültig, so dass die Anlage 2 nunmehr nur noch zwei Einträge umfasst.

Die CLP-Verordnung ist um eine weitere Gefahrenklasse erweitert worden und entspricht mit dieser Auflage der 13. Anpassung an den technischen Fortschritt (engl. Adaption to technical Progress –ATP), gültig ab Mai 2020, ist aber schon jetzt anwendbar. Ebenso ist die Stoffliste erweitert und an die Änderungen der CLP-Verordnung und der Chemikalienverbots-Verordnung angepasst worden.

Die Änderungen der neuen Explosivstoffverordnung sind nicht mit aufgenommen worden, da die dortigen Änderungen erst ab 2021 gelten.

Dank der kompakten und praxisorientierten Erläuterungen zum Gefahrstoffrecht hat sich das Werk als Kennzeichnungs- und Abgabehilfe im Apothekenalltag bewährt, ebenso für die Vorbereitung zur Erlangung der Sachkunde für Gefahrstoffe. Wir danken unseren aufmerksamen Leserinnnen und Lesern für Ihre Anregungen und Hinweise. Frau Dr. Schenk danken wir für ihre Vorschläge und ihre Unterstützung.

Dr. Ute Stapel, Fabiola Melchert,
Bönen und Olfen im August 2019

1 Apothekenübliche Gefahrstoffe

Das Verzeichnis der apothekenüblichen Gefahrstoffe soll einen Überblick über die im Betrieb verwendeten Gefahrstoffe geben und dient zudem der Ersatzstoffprüfung. In einem Gefahrstoffverzeichnis sind die in der Apotheke vorhandenen gefährlichen Stoffe und Gemische, also die Ausgangsstoffe und Reagenzien, aufzulisten. Ein Verweis auf die aktuellen Sicherheitsdatenblätter ist vorgeschrieben.

Das Gefahrstoffverzeichnis muss mindestens folgende Angaben (§ 6 (12) GefStoffV) enthalten:

- Bezeichnung des Gefahrstoffs,
- Einstufung des Stoffs oder Angaben zu den gefährlichen Eigenschaften,
- Angaben zu den im Betrieb verwendeten Mengenbereichen (Wird eine Substanz üblicherweise in einer Menge von 5 g bestellt, ist der Bestand mit „5g" zu erfassen, auch wenn im laufenden Betrieb die Menge geringfügig abweicht),
- Bezeichnung der Arbeitsbereiche, in denen Beschäftigte dem Gefahrstoff ausgesetzt sein können,
- Verweis auf Sicherheitsdatenblatt.

Mit Hilfe dieses Buches können die Vorratsgefäße / Standgefäße in der Apotheke ordnungsgemäß gekennzeichnet und ihr Bestand vermerkt werden.

Die Liste der apothekenüblichen Gefahrstoffe in Kapitel 1 kann als betrieblich vorgeschriebenes Verzeichnis der Gefahrstoffe dienen, sofern der Lagerort und die üblicherweise vorhandenen Bestände erfasst werden. Nicht aufgeführte Gefahrstoffe sind zu ergänzen, bei nicht vorhandenen Gefahrstoffen soll in der Spalte 15 „Lagerort" ein Strich eingefügt werden. Zudem ist für alle Stoffe zu prüfen und zu vermerken, dass das aktuelle Sicherheitsdatenblatt vorhanden ist.

Das Gefahrstoffverzeichnis ist fortlaufend aktuell, mindestens aber einmal jährlich zu prüfen und bei wesentlichen Änderungen fortzuschreiben; dies ist mit Datum und Unterschrift zu dokumentieren (siehe Formular S. 138).

Erläuterungen zur Tabelle „Apothekenübliche Gefahrstoffe"

Die Autorinnen haben in dem „Verzeichnis der Gefahrstoffe in Apotheken" zu jedem Eintrag so viele Informationen wie möglich sorgfältig zusammengestellt. Lesen Sie bitte vor der Anwendung der Tabelle die Erläuterungen, um korrekt mit der Tabelle arbeiten zu können.

Die „Erläuterungen" sind als PDF auf der beiliegenden CD enthalten. Sie können ausgedruckt und neben die Gefahrstofftabelle gelegt werden, um beim Arbeiten stets alle Angaben im Blick zu haben. Der Ausdruck kann auch für Notizen zu einem Gefahrstoff verwendet werden.

1 Apothekenübliche Gefahrstoffe

Erläuterungen zur Tabelle „Apothekenübliche Gefahrstoffe"

Das Verzeichnis enthält folgende Angaben:

Spalte	Angaben mit Erläuterungen
1	Gängige Bezeichnung des Stoffes
2	EG-Nummer und CAS-Nummer (Chemical Abstract Service) als Produktidentifikatoren nach CLP-Verordnung
3	GHS-Piktogramm / Nr. (siehe Innenseite Umschlag, Abbildung 1, immer bezogen auf die Kennzeichnung des Stoffes, nicht auf die Einstufung)
4	Signalwort
5	H-Sätze (standardisierte Gefahrenhinweise nach Anhang I CLP-Verordnung)
6	Quelle: CLP (EG-CLP Verordnung 1272 / 2008, 10. ATP – Legaleinstufung nach Anhang VI), ECHA (Europäische Chemikalienagentur – Kennzeichnung auf der Basis der nach REACH registrierten Stoffe), SD (Sicherheitsdatenblatt), TRGS905 (Technische Regeln für Gefahrstoffe)
7	CMR-Eigenschaften
8	Ausgewählte P-Sätze (standardisierte Sicherheitshinweise nach Anhang I CLP-Verordnung) Bei der Abgabe an Privatpersonen sollte immer der P102 (Empfehlung) ergänzt werden. Ein Sicherheitshinweis für die Entsorgung ist nach Maßgabe der Kennzeichnungstabelle 5.3 zu ergänzen.
9	Farbcodierung (empfohlen von der Bundesapothekerkammer). Nicht für Abgabegefäße!
10	innerbetriebliche Lagerung unter Verschluss nach Maßgabe der Gefahrstoffverordnung § 8 (7)
11	Abgabe / private Endverbraucher – kindergesicherter Verschluss (nach Anhang II CLP-Verordnung)
12	Abgabe / private Endverbraucher – tastbarer Gefahrenhinweis (nach Anhang II CLP-Verordnung)
13	Verbote / Beschränkungen bei der Abgabe Verbot bedeutet, dass die Abgabe an private Endverbraucher / die breite Öffentlichkeit verboten ist. Beim Hinweis „Verbot" kann dennoch eine legale Abgabe für Forschung und Analytik, berufsmäßige Verwender oder gewerbliche Verwender zulässig sein. Die dann gemäß Chemikalien-Verbotsverordnung zu beachtenden Vorschriften werden in Spalte 14 erfasst (z. B. eine Abgabe an berufliche / gewerbliche Verwender ist nur mit Info / Doku möglich). Ein aktuelles Sicherheitsdatenblatt ist bei berufsmäßigen oder gewerblichen Verwendern immer abzugeben. In der Stoffliste wird bei der Abgabe von Stoffen immer von der Abgabe in einer Apotheke ausgegangen; daher erfolgt auch immer die Kontrolle von Betäubungsmitteln (BtM) und Verschreibungspflicht (Rx). – BtM / Verbot: der Stoff ist in der Anlage zum BtMG erfasst. Es besteht ein Verkehrsverbot, keine Abgabe an private Erwerber, Abgabe im gewerblichen Bereich nur mit Erlaubnis. – Rx / Verbot: Verschreibungspflicht. Die Stoffe dürfen nicht an Privatpersonen abgegeben werden. Die Abgabe an berufliche Verwender, die erlaubterweise mit Arzneimitteln umgehen, z. B. an einen Arzt oder eine PTA-Schule kann ggf. zulässig sein. Würde sich gefahrstoffrechtlich in diesem Fall eine „Info" oder „Doku" ergeben, so erfolgt in Spalte 14 der entsprechende Hinweis. – REACH / Verbot: Verbote und Beschränkungen nach Anhang XVII der REACH-Verordnung 1907 / 2006 – Expl / Verbot: Abgabeverbote und Beschränkungen an Privatpersonen nach Anhang I in Verbindung mit Artikel 4 EU-Verordnung 98 / 2013 über die Vermarktung und Verwendung von Ausgangsstoffen für Explosivstoffe (ExplV) – ExplT: Meldepflicht verdächtiger Transaktionen nach Anhang II der EU-Verordnung 98 / 2013 über die Vermarktung und Verwendung von Ausgangsstoffen für Explosivstoffe – GÜG / Verbot: Abgabeverbote nach Anhang I Kategorie 1 bis 4 der EU-Verordnungen betreffend Drogenausgangsstoffe (Grundstoffüberwachungsgesetz = GÜG); (EU) Nr. 1258 / 2013 zu (EG) Nr. 273 / 2004 sowie (EU) Nr. 1259 / 2013 zu (EG) Nr. 111 / 2005; siehe auch Kapitel 4 Punkt 4c – ChemVerbotsV / Verbot: Verbote nach Anlage 1 der Chemikalien-Verbotsverordnung – (Verbot): für diese Stoffe wird ein Verbot empfohlen, da es sich um verbotene Stoffe mit CMR-Eigenschaften nach Anhang XVII Nr. 28–30 der REACH-VO handelt, die jedoch nicht von Anhang VI der CLP-VO erfasst sind.
14	Dokumentations- / Informationspflichten Info: Informationspflicht nach § 9 Chemikalien-Verbotsverordnung, siehe auch Kapitel 4 Punkt 6b Doku, Doku / EVE, Doku / Expl: Dokumentation der Abgabe nach § 9 Chemikalien-Verbotsverordnung im Abgabebuch und unter Umständen zusätzlich je nach Vorgabe nach Expl oder GÜG; siehe auch Kapitel 4 Punkt 6c (Info), (Doku), (Doku / EVE): eine mündliche Informationspflicht bzw. Dokumentation ist rechtlich nicht erforderlich, wird aber empfohlen.
15	Lagerort; R = Rezeptur, L = Labor; bitte ergänzen, falls vorhanden
16	Lagermenge; bitte die üblicherweise vorrätig gehaltene Menge angeben
17	Verweis auf das in der Apotheke vorliegende Sicherheitsdatenblatt

Ergänzend zu den Erläuterungen sind „Häufig gestellte Fragen" in Kapitel 6 zusammengestellt.

1 Apothekenübliche Gefahrstoffe

Tabelle 1: Apothekenübliche Gefahrstoffe

Bitte beachten Sie die „Erläuterungen zur Tabelle Apothekenübliche Gefahrstoffe"

Stoffname	Produktidentifikator EG-Nummer CAS-Nummer	Pikto-gramm / e	Signal-wort	H-Sätze	Quelle	CMR-Eigen-schaften	P-Sätze Abgabe an private Endverbraucher: zusätzliche P-Sätze
1	2	3	4	5	6	7	8
Acetaldehyd (Ethanal)	EG-Nr. 200-836-8 CAS-Nr. 75-07-0	GHS02 GHS07 GHS08	Gefahr	H224, H351, H319, H335	CLP	C2	P201, P210, P280, P305+P351+P338, P308+P313, P405, P501
Acetanhydrid / Essigsäureanhydrid	EG-Nr. 203-564-8 CAS-Nr. 108-24-7	GHS02 GHS05 GHS07	Gefahr	H226, H332, H302, H314	CLP		P280, P301+P330+P331, P303+P361+P353, P305+P351+P338, P310, P405
Aceton	EG-Nr. 200-662-2 CAS-Nr. 67-64-1	GHS02 GHS07	Gefahr	H225, H319, H336, EUH066	CLP		P210, P233, P261, P305+P351+P338, P403+P235, P405
Acetonitril	EG-Nr. 200-835-2 CAS-Nr. 75-05-8	GHS02 GHS07	Gefahr	H225, H302, H312, H319, H332	CLP		P210, P305+P351+P338, P403+P235, P501
Acetylsalicylsäure	EG-Nr. 200-064-1 CAS-Nr. 50-78-2	GHS07	Achtung	H302	ECHA		P301+P312
Acriflaviniumchlorid	CAS-Nr. 8048-52-0	GHS07	Achtung	H302, H315, H319, H335, H412	ECHA		P273, P280, P301+P312, P305+P351+P338, P405
Adrenalinhydrogentartrat	EG-Nr. 200-097-1 CAS-Nr. 51-42-3	GHS06	Gefahr	H300, H315, H319, H335	ECHA		P264, P280, P301+P310, P405
Aescin	EG-Nr. 229-880-6 CAS-Nr. 6805-41-0	GHS07 GHS09	Achtung	H302, H319, H332, H335, H411	ECHA		P273, P280, P301+P312, P304+P340, P305+P351+P338, P405
Agaricinsäure	EG-Nr. 211-566-5 CAS-Nr. 666-99-9						
Allopurinol	EG-Nr. 206-250-9 CAS-Nr. 315-30-0	GHS06	Gefahr	H301, H317	ECHA		P280, P301+P310, P332+P313, P405
Aluminium	siehe Aluminium-pulver (stabilisiert)						
Aluminiumacetat basisch	EG-Nr. 205-518-2 CAS-Nr. 142-03-0	GHS07	Achtung	H315, H319	ECHA		P280, P302+P352, P305+P351+P338
Aluminiumchlorid – Hexahydrat	EG-Nr. 231-208-1 CAS-Nr. 7446-70-0 (wasserfrei) CAS-Nr. 7784-13-6 (Hexahydrat)	GHS05	Gefahr	H314	CLP		P280, P303+P361+P353, P304+P340, P305+P351+P338, P405
Aluminiumpulver (stabi-lisiert)	EG-Nr. 231-072-3 CAS-Nr. 7429-90-5	GHS02	Gefahr	H228, H261	CLP		P210, P280, P302+P335+P334, P402+P404, P501

1 Apothekenübliche Gefahrstoffe

Farb-codierung BAK	Lagerung unter Ver-schluss	Abgabe – kinderge-sicherter Verschluss	Abgabe – tastbare Warn-zeichen	Verbote / Beschränkungen bei der Abgabe	Informations- / Dokumentations-pflichten	Lagerort L = Labor R = Rezeptur (ggf. ergänzen)	Lager-menge (ändern, falls ab-weichend)	Sicher-heitsda-tenblatt vorhanden
9	10	11	12	13	14	15	16	17
blau, gelb, orange			x	ChemVerbotsV	Info			
blau, gelb, orange		x	x	GÜG 2A	>100l Doku / EVE <100l (Doku)			
blau, gelb, orange			x	ExplT GÜG 3	(Doku) (Doku)			
blau, gelb, orange			x					
			x					
gelb, blau, orange			x					
gelb, blau, orange	x	(x)	(x)	Rx / Verbot ChemVerbotsV	Info / Doku			
blau, orange			x					
gelb	x	(x)	(x)	Rx / Verbot ChemVerbotsV	Info / Doku			
blau, gelb								
blau, gelb		x	x					
				ExplT	(Doku)			

Stoffname	Produktidentifikator EG-Nummer CAS-Nummer	Piktogramm / e	Signalwort	H-Sätze	Quelle	CMR-Eigenschaften	P-Sätze Abgabe an private Endverbraucher: zusätzliche P-Sätze
1	2	3	4	5	6	7	8
Aluminiumsulfat (schwefelsaure Tonerde)	EG-Nr. 233-135-0 CAS-Nr. 10043-01-3	GHS05	Gefahr	H290, H318	ECHA		P234, P280, P305+P351+P338, P310 P390, P406
Ambroxolhydrochlorid	EG-Nr. 245-899-2 CAS-Nr. 23828-92-4	GHS07	Achtung	H315, H319, H335	ECHA		P261, P280, P305+P351+P338, P405
Ameisensäure ≥ 90 % (Methansäure 90 %)	EG-Nr. 200-579-1 CAS-Nr. 64-18-6	GHS05	Gefahr	H314	CLP		P280, P303+P361+P353, P304+P340, P305+P351+P338, P405
Ameisensäure ≥ 10 bis < 90 % Ameisensäure 85 %	EG-Nr. 200-579-1 CAS-Nr. 64-18-6	GHS05	Gefahr	H314	CLP		P280, P304+P340, P305+P351+P338, P405
Ameisensäure ≥ 2 % bis < 10 %	EG-Nr. 200-579-1 CAS-Nr. 64-18-6	GHS07	Achtung	H315, H319	CLP		P280, P305+P351+P338
Amfetaminsulfat	EG-Nr. 200-111-6 CAS-Nr. 60-13-9	GHS06	Gefahr	H301	ECHA		P264, P301+P310, P405
Aminoazobenzol	EG-Nr. 200-453-6 CAS-Nr. 60-09-3	GHS08 GHS09	Gefahr	H350, H410	CLP	C1B	P201, P280, P273, P308+P313, P405
4-Aminophenol	EG-Nr. 204-616-2 CAS-Nr. 123-30-8	GHS07 GHS08 GHS09	Achtung	H341, H332, H302, H410	CLP	M2	P202, P273, P280, P308+P313, P405
Ammoniaklösung ≥ 25 %	EG-Nr. 215-647-6 CAS-Nr. 1336-21-6	GHS05 GHS07 GHS09	Gefahr	H314, H335, H400	CLP		P273, P280, P301+P330+P331, P308+P311, P305+P351+P338, P405
Ammoniaklösung ≥ 5 % bis < 25 %	EG-Nr. 215-647-6 CAS-Nr. 1336-21-6	GHS05 GHS07 GHS09	Gefahr	H314, H335, H400	CLP		P273, P280, P301+P330+P331, P308+P311, P305+P351+P338, P405
Ammoniaklösung < 5 %	EG-Nr. 215-647-6 CAS-Nr. 1336-21-6	GHS05 GHS09	Gefahr	H314, H400	CLP		P280, P301+P330+P331, P305+P351+P338, P405
Ammoniumbituminosulfonat	EG-Nr. 232-439-0 CAS-Nr. 8029-68-3	GHS07	Achtung	H319, H412	ECHA		P280, P305+P351+P338, P337, P313
Ammoniumcarbonat (Hirschhornsalz)	EG-Nr. 233-786-0 CAS-Nr. 10361-29-2	GHS07	Achtung	H302	ECHA		P264, P301+P312
Ammoniumcer(IV)-nitrat	EG-Nr. 240-827-6 CAS-Nr. 16774-21-3	GHS03 GHS05 GHS07 GHS09	Gefahr	H272, H290, H302, H314, H317, H400, H410	ECHA		P210, P280, P301+P312, P305+P351+P338, P405, P406
Ammoniumcer(I-V)-nitrat-Lösung 0,1N	EG Nr. 240-827-6 CAS-Nr. 16774-21-3	GHS05 GHS07 GHS09	Achtung	H290, H315, H317, H319, H411	SD		P234, P280, P305+P351+P338, P406
Ammoniumchlorid (Salmiak)	EG-Nr. 235-186-4 CAS-Nr. 12125-02-9	GHS07	Achtung	H302, H319	CLP		P280, P301+P312, P305+P351+P338, P337+P313

1 Apothekenübliche Gefahrstoffe

Farb-codierung BAK	Lagerung unter Ver-schluss	Abgabe – kinderge-sicherter Verschluss	Abgabe – tastbare Warn-zeichen	Verbote / Beschränkungen bei der Abgabe	Informations- / Dokumentations-pflichten	Lagerort L = Labor R = Rezeptur (ggf. ergänzen)	Lager-menge (ändern, falls ab-weichend)	Sicher-heitsda-tenblatt vorhanden
9	10	11	12	13	14	15	16	17
blau								
gelb, blau, orange								
blau, gelb		x	x					
blau, gelb		x	x					
blau, gelb								
	x			BTM / Verbot				
rot	x			REACH / (Verbot) ChemVerbotsV	Info / Doku			
gelb, orange			x					
blau, gelb, orange		x	x					
blau, gelb, orange		x	x					
blau, gelb		x	x					
blau								
			x					
blau, gelb		x	x	ChemVerbotsV	Info			
blau, gelb								
blau			x					

Stoffname	Produktidentifikator EG-Nummer CAS-Nummer	Pikto- gramm / e	Signal- wort	H-Sätze	Quelle	CMR- Eigen- schaften	P-Sätze Abgabe an private Endverbraucher: zusätzliche P-Sätze
1	2	3	4	5	6	7	8
Ammoniumdichromat	EG-Nr. 232-143-1 CAS-Nr. 7789-09-5	GHS03 GHS05 GHS06 GHS08 GHS09	Gefahr	H272, H350, H340, H360FD, H330, H301, H372, H312, H314, H334, H317, H410, H335	CLP	C1B M1B R1B	P201, P220, P273, P280, P308+P311, P310, P405
Ammoniumnitrat	EG-Nr. 229-347-8 CAS-Nr. 6484-52-2	GHS03 GHS07	Achtung	H272, H319	ECHA		P210, P220, P305+P351+P338
Ammoniumoxalat- Monohydrat	EG-Nr. 214-202-3 CAS-Nr. 6009-70-7	GHS07	Achtung	H302, H312	ECHA		P280, P302+P352
Ammoniumperoxodi- sulfat (Ammoniumpersulfat)	EG-Nr. 231-786-5 CAS-Nr. 7727-54-0	GHS03 GHS07 GHS08	Gefahr	H272, H302, H319, H315, H335, H334, H317	CLP		P280, P302+P352, P304+P340, P305+P351+P338, P342+P311, P405
Ammoniumthiocyanat	EG-Nr. 217-715-6 CAS-Nr. 1762-95-4	GHS07	Achtung	H302, H412, H312, H332, EUH032	ECHA		P271, P280, P301+P312, P304+P340, P312
Ammoniumvanadat	EG-Nr. 232-261-3 CAS-Nr. 7803-55-6	GHS06 GHS08 GHS09	Gefahr	H301, H319, H332, H361fd, H372, H410	ECHA	R2	P260, P270, P305+P351+P338, P308+P313, P405
Amoxicillin-Trihydrat	EG-Nr. 612-127-4 CAS-Nr. 61-336-70-7	GHS08	Gefahr	H317, H334	ECHA		P261, P284, P333+P313, P342+P311
Ampicillin	EG-Nr. 200-709-9 CAS-Nr. 69-53-4	GHS08	Gefahr	H317, H334	ECHA		P261, P284, P333+P313, P342+P311
Amylalkohol (n-Amylalkohol, 1-Pentanol)	EG-Nr. 200-752-1 CAS-Nr. 71-41-0	GHS02 GHS07	Achtung	H226, H332, H335, H315	CLP		P210, P280, P302+P352, P304+P340, P312, P405
Anethol	EG-Nr. 224-052-0 CAS-Nr. 4180-23-8	GHS07	Achtung	H317	ECHA		P272, P302+P352, P333+P313
Anisaldehyd (4-Methoxybenzaldehyd)	EG-Nr. 204-602-6 CAS-Nr. 123-11-5	GHS07	Achtung	H302	ECHA		P264, P270, P301+P312, P330
Anisöl	EG-Nr. 283-518-1 CAS-Nr. 84650-59-9	GHS07 GHS08	Achtung	H317, H341, H351, H412	ECHA	C2 M2	P273, P280, P302+P352, P308+P313, P405
Aepfelsäure	EG-Nr. 210-514-9 CAS-Nr. 617-48-1	GHS07	Achtung	H319	ECHA		P264, P280, P305+P351+P338, P337+P313
Apomorphinhydrochlorid	EG-Nr. 206-243-0 CAS-Nr. 314-19-2	GHS06 GHS08	Gefahr	H301, H312, H317, H332, H334	ECHA		P280, P301+P310, P302+P352, P304+P340, P333+P313, P405
Arsen(III)-oxid	EG-Nr. 215-481-4 CAS-Nr. 1327-53-3	GHS05 GHS06 GHS08 GHS09	Gefahr	H350, H300, H314, H410	CLP	C1A	P201, P273, P280, P305+P351+P338, P308+P313, P405

1 Apothekenübliche Gefahrstoffe

Farb-codierung BAK	Lagerung unter Ver-schluss	Abgabe – kinderge-sicherter Verschluss	Abgabe – tastbare Warn-zeichen	Verbote / Beschränkungen bei der Abgabe	Informations- / Dokumentations-pflichten	Lagerort L = Labor R = Rezeptur (ggf. ergänzen)	Lager-menge (ändern, falls ab-weichend)	Sicher-heitsda-tenblatt vorhanden
9	10	11	12	13	14	15	16	17
rot	x	(x)	(x)	REACH / (Verbot) ChemVerbotsV	Info / Doku			
blau				REACH / Verbot ExplT ChemVerbotsV	(Doku) Info			
gelb			x					
blau, gelb, orange			x	ChemVerbotsV	Info			
gelb, orange			x					
blau, oran-ge, gelb	x	x	x	ChemVerbotsV	Info / Doku			
gelb, orange			(x)	Rx / Verbot				
gelb, orange			(x)	Rx / Verbot				
gelb, orange			x					
gelb								
			x					
gelb, orange			x					
blau								
gelb, orange	x	(x)	(x)	Rx / Verbot ChemVerbotsV	Info / Doku			
rot	x	(x)	(x)	REACH / Verbot ChemVerbotsV	Info / Doku			

Stoffname	Produktidentifikator EG-Nummer CAS-Nummer	Pikto-gramm / e	Signal-wort	H-Sätze	Quelle	CMR-Eigen-schaften	P-Sätze Abgabe an private Endverbraucher: zusätzliche P-Sätze
1	2	3	4	5	6	7	8
Atropinsulfat	EG-Nr. 200-235-0 CAS-Nr. 55-48-1	GHS06	Gefahr	H300, H330	ECHA		P260, P284, P301+P310, P304+P340, P310, P405
Aureomycin® siehe Chlortetracyclin-HCl							
Azelainsäure	EG-Nr. 204-669-1 CAS-Nr. 123-99-9	GHS07	Achtung	H315, H319	ECHA		P280, P305+P351+P338, P321, P337+P313
Bacitracin	EG-Nr. 215-786-2 CAS-Nr. 1405-87-4	GHS07	Achtung	H315, H317, H319, H335	ECHA		P261, P280, P305+P351+P338, P362+P364, P405
Baldriantinktur (Tinctura Valerianae)	EG-Nr. 200-578-6 CAS-Nr. 64-17-5 (Ethanol)	GHS02	Gefahr	H225	CLP		P210, P403+P235
Baldriantinktur – etherische (Tinctura Valerianae aetherea) zusammengesetzte (Tinctura Valerianae composita)	EG-Nr. 200-578-6 CAS-Nr. 64-17-5 (Ethanol > 70 %) EG-Nr. 200-467-2 CAS-Nr. 60-29-7 (Diethylether)	GHS02 GHS07	Gefahr	H225, H302, H336, EUH066	CLP		P210, P330, P403+P235, 405
Bariumchlorid	EG-Nr. 233-788-1 CAS-Nr. 10361-37-2	GHS06	Gefahr	H301, H332	CLP		P261, P301+P310, P304+P340, P405
Bariumhydroxid	EG-Nr. 241-234-5 CAS-Nr. 17194-00-2 CAS-Nr. 12230-71-6	GHS05 GHS07	Gefahr	H302, H314, EUH071	ECHA		P260, P280, P301+P330+P331, P303+P361+P353, P304+P340, P305+P351+P338, P405
Bariumnitrat	EG-Nr. 233-020-5 CAS-Nr. 10022-31-8	GHS03 GHS06	Gefahr	H272, H301, H319, H332	ECHA		P221, P301+P310, P305+P351+P338, P330, P405
Beclomethason-dipropionat	EG-Nr. 226-886-0 CAS-Nr. 5534-09-8	GHS08	Gefahr	H360FD, H373	ECHA TRGS905	R1B	P202, P280, P305+P351+P338, P405
Bendamustin-hydrochlorid	EG-Nr. 631-540-0 CAS-Nr. 3543-75-7	GHS06 GHS08	Gefahr	H301, H351, H360	ECHA	C2 R1B	P202, P280, P305+P351+P338, P308+P313, P405
Benzaldehyd	EG-Nr. 202-860-4 CAS-Nr. 100-52-7	GHS07	Achtung	H302	CLP		P264, P270, P301+P312, PP330
Benzalkoniumchlorid	EG-Nr. 264-151-6 CAS-Nr. 63449-41-2	GHS05 GHS07 GHS09	Gefahr	H312, H302, H314, H400	CLP		P260, P280, P301+P312, P302+P352, P305+P351+P338, P405
Benzin DAB / Wund-benzin (Hydrocarbons, C6, isoalkanes, <5% n-hexane)	EG-Nr. 931-254-9 CAS-Nr. 64742-49-0	GHS02 GHS07 GHS08 GHS09	Gefahr	H225, H304, H315, H336, H411	ECHA		P202, P280, P301+P310, P308+P313, P331, P405, P501

1 Apothekenübliche Gefahrstoffe

Farb-codierung BAK	Lagerung unter Ver-schluss	Abgabe – kinderge-sicherter Verschluss	Abgabe – tastbare Warn-zeichen	Verbote / Beschränkungen bei der Abgabe	Informations-/ Dokumentations-pflichten	Lagerort L = Labor R = Rezeptur (ggf. ergänzen)	Lager-menge (ändern, falls ab-weichend)	Sicher-heitsda-tenblatt vorhanden
9	10	11	12	13	14	15	16	17
orange	x	(x)	(x)	Rx / Verbot ChemVerbotsV	Info / Doku			
blau, gelb								
blau, gelb, orange				Rx / Verbot				
			x					
orange, gelb			x					
orange	x	x	x	ChemVerbotsV	Info / Doku			
blau, gelb, orange		x	x			L	50 g	
orange, blau	x	x	x	ChemVerbotsV	Info / Doku			
rot			(x)	Rx / Verbot REACH / (Verbot) ChemVerbotsV	Info / Doku			
rot	x	(x)	(x)	REACH / (Verbot) ChemVerbotsV	Info / Doku			
			x					
gelb, blau		x	x					
blau, gelb, orange		x	x					

Stoffname	Produktidentifikator EG-Nummer CAS-Nummer	Pikto-gramm/e	Signal-wort	H-Sätze	Quelle	CMR-Eigen-schaften	P-Sätze Abgabe an private Endverbraucher: zusätzliche P-Sätze
1	2	3	4	5	6	7	8
Benzocain	EG-Nr. 202-303-5 CAS-Nr. 94-09-7	GHS07	Achtung	H317	ECHA		P280, P302+P352
Benzoesäure	EG-Nr. 200-618-2 CAS-Nr. 65-85-0	GHS05 GHS08	Gefahr	H315, H318, H372	CLP		P280, P305+P351+P338, P332+P313
Benzoetinktur (Tinctura Benzoes)	EG-Nr. 200-578-6 CAS-Nr. 64-17-5 (Ethanol > 70 %)	GHS02	Gefahr	H225	CLP		P210, P403+P235
Benzol	EG-Nr. 200-753-7 CAS-Nr. 71-43-2	GHS02 GHS07 GHS08	Gefahr	H225, H350, H340, H372, H304, H319, H315	CLP	C1A / M1B	P201, P210, P280, P308+P313, P405
Benzoylchlorid	EG-Nr. 202-710-8 CAS-Nr. 98-88-4	GHS05 GHS07	Gefahr	H332, H312, H302, H314, H317	CLP		P280, P301+P330+P331, P305+P351+P338, P310, P405
Benzoylperoxid	EG-Nr. 202-327-6 CAS-Nr. 94-36-0	GHS01 GHS02 GHS07	Gefahr	H241, H319, H317	CLP		P280, P302+P352, P305+P351+P338, P411+P235, P420
Benzylalkohol	EG-Nr. 202-859-9 CAS-Nr. 100-51-6	GHS07	Achtung	H332, H302	CLP		P261, P301+P312, P304+P340
Benzylbenzoat	EG-Nr. 204-402-9 CAS-Nr. 120-51-4	GHS07 GHS09	Achtung	H302, H411	CLP		P273, P301+P312
Benzylcinnamat	EG-Nr. 203-109-3 CAS-Nr. 103-41-3	GHS07 GHS09	Achtung	H317, H411	ECHA		P261, P273, P280, P391
Benzylnicotinat	EG-Nr. 202-332-3 CAS-Nr. 94-44-0	GHS07	Achtung	H315, H319	ECHA		P264, P280, P305+P351+P338
Benzylpiperazin (BZP)	EG-Nr. 220-423-6 CAS-Nr. 2759-28-6	GHS05	Gefahr	H314	ECHA		P280, P303+P361+P353, P305+P351+P338, P405
Bergamottöl (Oleum Bergamottae)	EG-Nr. 289-612-9 CAS-Nr. 89957-91-5	GHS02 GHS07 GHS08 GHS09	Gefahr	H226, H304, H315, H317, H410	ECHA		P210, P273, P280, P302+P352, P331, P405
Betamethason	EG-Nr. 206-825-4 CAS-Nr. 378-44-9	GHS08	Gefahr	H360D, H373	ECHA TRGS905	R1B	P202, P280, P405
Betamethasonvalerat	EG-Nr. 218-439-3 CAS-Nr. 2152-44-5	GHS08	Gefahr	H360DF, H372	ECHA TRGS905	R1B	P202, P280, P405
Birkenteer (Pix Betulina-Phenol, Kresol, Benzopyren)	CAS-Nr. 8001-88-5 Gemisch	GHS07	Achtung	H315, H319, H335	ECHA		P302+P352, P305+P351+P338 P405
Bittermandelöl (Oleum Amygdalarum, blausäu-refrei; Benzaldehyd)	EG-Nr. 202-860-4 CAS-Nr. 100-52-7	GHS07	Achtung	H302, H312	SD		P280, P301+P312, P302+P352
Blaugel (Cobaltdichlorid)	EG-Nr. 231-589-4 CAS-Nr. 7646-79-9	GHS07 GHS08 GHS09	Gefahr	H350i, H341, H360F, H302, H334, H317, H410	CLP	C1B M2 R1B	P201, P261, P280, P273, P308+P313, P405

1 Apothekenübliche Gefahrstoffe

Farb-codierung BAK	Lagerung unter Verschluss	Abgabe – kindergesicherter Verschluss	Abgabe – tastbare Warnzeichen	Verbote / Beschränkungen bei der Abgabe	Informations- / Dokumentationspflichten	Lagerort L = Labor R = Rezeptur (ggf. ergänzen)	Lagermenge (ändern, falls abweichend)	Sicherheitsdatenblatt vorhanden
9	10	11	12	13	14	15	16	17
gelb								
blau, gelb, orange	x	x	x	ChemVerbotsV	Info / Doku			
			x					
rot	x	(x)	(x)	REACH / Verbot ChemVerbotsV	Info / Doku			
orange, gelb, blau		x	x					
blau, gelb				ChemVerbotsV	Info			
orange			x					
			x					
gelb								
blau, gelb								
blau, gelb		(x)	(x)	BTM / Verbot				
gelb, orange		x	x					
rot			(x)	Rx / Verbot REACH / (Verbot) ChemVerbotsV	Info / Doku			
rot	x	(x)	(x)	Rx / Verbot REACH / (Verbot) ChemVerbotsV	Info / Doku			
gelb, blau, orange								
gelb			x					
rot	x		(x)	REACH / Verbot ChemVerbotsV	Info / Doku	L	50 g	

Stoffname	Produktidentifikator EG-Nummer CAS-Nummer	Piktogramm / e	Signalwort	H-Sätze	Quelle	CMR-Eigenschaften	P-Sätze Abgabe an private Endverbraucher: zusätzliche P-Sätze
1	2	3	4	5	6	7	8
Blei(II)-acetat	EG-Nr. 206-104-4 CAS-Nr. 301-04-2	GHS08 GHS09	Gefahr	H360Df, H373, H410	CLP	R1A	P201, P280, P273, P308+P313, P405
Blei(II)-nitrat	EG-Nr. 233-245-9 CAS-Nr. 10099-74-8	GHS05 GHS07 GHS08 GHS09	Gefahr	H302, H332, H317, H318, H360, H372, H400, H410	ECHA	C2 R1A	P201, P280, P273, P308+P313, P314, P405
Blei(IV)-oxid	EG-Nr. 215-174-5 CAS-Nr. 1309-60-0	GHS03 GHS07 GHS08 GHS09	Gefahr	H272, H302, H332, H360, H373, H410	ECHA	R1A	P201, P280, P273, P308+P313, P405
Borneol	EG-Nr. 207-352-6 CAS-Nr. 464-43-7	GHS02	Achtung	H228	ECHA		P210, P240, P241, P280, P370+P378
Borsäure > 5,5 %	EG-Nr. 233-139-2 CAS-Nr. 10043-35-3	GHS08	Gefahr	H360FD	CLP	R1B	P202, P280, P308+P313, P405
Brenzcatechin (1,2-Dihydrydroxybenzol)	EG-Nr. 204-427-5 CAS-Nr. 120-80-9	GHS07	Achtung	H312, H302, H319, H315	CLP		P280, P301+P312, P302+P352, P305+P351+P338
Butan-1-ol (n-Butanol)	EG-Nr. 200-751-6 CAS-Nr. 71-36-3	GHS02 GHS05 GHS07	Gefahr	H226, H302, H335, H315, H318, H336	CLP		P210, P280, P301+P312, P302+P352, P305+P351+P338, P405
Brillantgrün	EG-Nr. 211-190-1 CAS-Nr. 633-03-4	GHS05 GHS07 GHS09	Gefahr	H302, H315, H317, H318, H410	ECHA		P272, P280, P301+P312, P305+P351+P338, P332+P313
Buchenholzteer (Pix Fagi, Phenol)	EG-Nr. 203-632-7 CAS-Nr. 108-95-2	GHS06	Gefahr	H301, H311, H331	CLP		P264, P280, P302+P352, P314, P405
Budesonid	EG-Nr. 257-139-7 CAS-Nr. 51333-22-3	GHS07 GHS08	Gefahr	H312, H317, H332, H334, H361	ECHA	R2	P202, P280, P302+P352, P405
Buttersäure	EG-Nr. 203-532-3 CAS-Nr. 107-92-6	GHS05	Gefahr	H314	CLP		P260, P264, P280, P303+P361+P353, P305+P351+P338, P405
Butylacetat (n-Butylacetat)	EG-Nr. 204-658-1 CAS-Nr. 123-86-4	GHS02 GHS07	Achtung	H228, H336, EUH066	CLP		P210, P280, P308+P311, P405
Calciumammoniumnitrat, Kalkammonsalpeter	EG-Nr. 239-289-5 CAS-Nr. 15245-12-2	GHS05 GHS07	Gefahr	H302, H318	ECHA		P280, P305+P351+P338, P264, P301+P340, P501
Calciumcarbid	EG-Nr. 200-848-3 CAS-Nr. 75-20-7	GHS02	Gefahr	H260	CLP		P223, P280, P302+P335+P334, P370+P378, P402+P404
Calciumchlorid	EG-Nr. 233-140-8 CAS-Nr. 10043-52-4	GHS07	Achtung	H319	CLP		P264, P280, P305+P351+P338, P337+P313
Calciumhydroxid	EG-Nr. 215-137-3 CAS-Nr. 1305-62-0	GHS05 GHS07	Gefahr	H315, H318, H335	ECHA		P280, P302+P352, P305+P351+P338, P332+P313, P405

1 Apothekenübliche Gefahrstoffe

Farb-codierung BAK	Lagerung unter Ver-schluss	Abgabe – kinderge-sicherter Verschluss	Abgabe – tastbare Warn-zeichen	Verbote / Beschränkungen bei der Abgabe	Informations- / Dokumentations-pflichten	Lagerort L = Labor R = Rezeptur (ggf. ergänzen)	Lager-menge (ändern, falls ab-weichend)	Sicher-heitsda-tenblatt vorhanden
9	10	11	12	13	14	15	16	17
rot			(x)	REACH / Verbot ChemVerbotsV	Info / Doku	L	50 g	
rot	x	(x)	(x)	REACH / (Verbot) ChemVerbotsV	Info / Doku	L	25 g	
rot			(x)	REACH / (Verbot) ChemVerbotsV	Info / Doku	L	20 g	
			x			L	1 g	
rot				REACH / Verbot ChemVerbotsV	Info / Doku	L	25 g	
blau, gelb			x			L	5 g	
blau, gelb, orange			x			L	500 ml	
gelb, blau			x					
gelb, orange	x	x	x	ChemVerbotsV	Info / Doku			
gelb, orange			(x)	Rx / Verbot				
gelb, blau		x	x					
gelb, orange			x			L	50 ml	
blau			x	Expl/T	(Doku)			
blau						L	50 g	
gelb, blau, orange						L	25 g	

Stoffname	Produktidentifikator EG-Nummer CAS-Nummer	Pikto-gramm / e	Signal-wort	H-Sätze	Quelle	CMR-Eigen-schaften	P-Sätze Abgabe an private Endverbraucher: zusätzliche P-Sätze
1	2	3	4	5	6	7	8
Calciumnitrat-Tetrahydrat	EG-Nr. 233-332-1 CAS-Nr. 13477-34-4	GHS03 GHS05 GHS07	Gefahr	H272, H302, H318	ECHA		P210, P220, P280, P301+P312
Calciumnitrat, wasserfrei	EG-Nr. 233-332-1 CAS-Nr. 10124-37-5	GHS03 GHS05 GHS07	Gefahr	H272, H302, H318	ECHA		P210, P220, P280, P301+P312, P501
Calciumoxid (gebrannter Kalk)	EG-Nr. 215-138-9 CAS-Nr. 1305-78-8	GHS05 GHS07	Gefahr	H315, H318, H335	ECHA		P261, P280, P302+P352, P305+P351+P338, P323+P313, P405
Campher	EG-Nr. 207-355-2 CAS-Nr. 464-49-3	GHS02 GHS07 GHS08	Achtung	H228, H302, H332, H371	ECHA		P210, P261, P308+P311, P405
Campherspiritus (Spiritus camphoratus)	EG-Nr. 200-578-6 CAS-Nr. 64-17-5 (Ethanol)	GHS02	Gefahr	H225	CLP		P210, P233, P303+P361+P353, P403+P235
Capsaicin	EG-Nr. 206-969-8 CAS-Nr. 404-86-4	GHS05 GHS06	Gefahr	H301, H315, H318,	ECHA		P280, P301+P310, P302+P352, P305+P351+P338, P405
Carbachol	EG-Nr. 200-127-3 CAS-Nr. 51-83-2	GHS06	Gefahr	H300	ECHA		P264, P270, P301+P310, P330, P405
Carvon	EG-Nr. 202-759-5 CAS-Nr. 99-49-0	GHS07	Achtung	H317	CLP		P261, P280, P302+P352, P333+P313
Cassiaöl (Zimtaldehyd >80 %)	EG-Nr. 203-213-9 CAS-Nr. 104-55-2	GHS07	Achtung	H312, H315, H317, H319	ECHA		P261, P280, P302+P352, P305+P351+P338, P333+P313
Castellanische Lösung (Phenol 4 %)	EG-Nr. 203-632-7 CAS-Nr. 108-95-2	GHS05 GHS06 GHS08	Gefahr	H341, H331, H311, H301, H373, H314	CLP	M2	P202, P280, P305+P351+P338, P308+P313, P405
Castellanische Lösung DRF ohne Fuchsin (Phenol 4 %)	EG-Nr. 203-632-7 CAS-Nr. 108-95-2	GHS05 GHS06 GHS08	Gefahr	H341, H331, H311, H301, H373, H314	CLP	M2	P202, P280, P305+P351+P338, P308+P313, P405
Cetylpyridiniumchlorid-Monohydrat	EG-Nr. 204-593-9 CAS-Nr. 6004-24-6	GHS05 GHS06 GHS09	Gefahr	H330, H302, H315, H318, H335, H400	ECHA		P273, P280, P304+P340, P305+P351+P338, P310, P405
Chinidinsulfat-Dihydrat	EG-Nr. 200-046-3 CAS-Nr. 6591-63-5	GHS07	Achtung	H302, H317	ECHA		P280, P301+P312, P302+P352, P333+P313
Chininhydrochlorid	EG-Nr. 205-001-1 CAS-Nr. 130-89-2	GHS07 GHS08	Gefahr	H302, H317, H334	ECHA		P261, P280, P302+P352, P304+P340, P342+311
Chininsulfat / Chininsalze	EG-Nr. 205-001-1 CAS-Nr. 6119-70-6	GHS07	Achtung	H315, H319, H335	ECHA		P261, P280, P305+P351+P338, P337+P313, P405

1 Apothekenübliche Gefahrstoffe

| Farb-codierung BAK | Lagerung unter Ver-schluss | Abgabe – kinderge-sicherter Verschluss | Abgabe – tastbare Warn-zeichen | Verbote / Beschränkungen bei der Abgabe | Informations- / Dokumentations-pflichten | Lagerort L = Labor R = Rezeptur (ggf. ergänzen) | Lager-menge (ändern, falls ab-weichend) | Sicher-heitsda-tenblatt vorhanden |
9	10	11	12	13	14	15	16	17
blau			x	Expl / T ChemVerbotsV	(Doku) Info			
blau			x	Expl / T ChemVerbotsV	(Doku) Info			
gelb, blau, orange								
gelb, orange			x					
			x					
blau, gelb	x	x	x	ChemVerbotsV	Info / Doku			
	x	(x)	(x)	Rx / Verbot ChemVerbotsV	Info / Doku			
gelb						L	5 ml	
gelb, blau			x					
blau, gelb, orange	x	x	x	ChemVerbotsV	Info / Doku			
blau, gelb, orange	x	x	x	ChemVerbotsV	Info / Doku			
blau, gelb, orange	x	x	x	ChemVerbotsV	Info / Doku			
gelb			(x)	Rx / Verbot				
gelb, orange			(x)	Rx / Verbot		L	1 g	
gelb, blau, orange				Rx / Verbot				

Stoffname	Produktidentifikator EG-Nummer CAS-Nummer	Pikto-gramm / e	Signal-wort	H-Sätze	Quelle	CMR-Eigen-schaften	P-Sätze Abgabe an private Endverbraucher: zusätzliche P-Sätze
1	2	3	4	5	6	7	8
Chloralhydrat	EG-Nr. 206-117-5 CAS-Nr. 302-17-0	GHS06	Gefahr	H301, H319, H315	CLP		P280, P301+P310, P302+P352, P305+P351+P338, P405
Chloramin T	EG-Nr. 204-854-7 CAS-Nr. 127-65-1	GHS05 GHS07 GHS08	Gefahr	H302, H314, H334, EUH031	CLP		P280, P301+P330+P331, P303+P361+P353, P304+P340, P305+P351+P338, P310, P405
Chloramphenicol	EG-Nr. 200-287-4 CAS-Nr. 56-75-7	GHS08	Gefahr	H350, H361	ECHA	C1A R2	P202, P288, P304+P341, P308+P313, P405
Chlorhexidindiacetat	EG-Nr. 200-302-4 CAS-Nr. 56-95-1	GHS07 GHS09	Achtung	H301, H319, H410, H411	ECHA		P273, P280, P305+P351+P338, P337, P405
Chlorhexidingluconat	EG-Nr. 242-354-0 CAS-Nr. 18472-51-0	GHS05 GHS09	Gefahr	H318, H410	ECHA		P273, P280, P310, P305+P351+P338, P501
Chlorkresol	EG-Nr. 200-431-6 CAS-Nr. 59-50-7	GHS05 GHS07 GHS09	Gefahr	H312, H302, H318, H317, H400	CLP		P273, P280, P301+P312, P302+P352, P305+P351+P338
Chloroform (Trichlormethan)	EG-Nr. 200-663-8 CAS-Nr. 67-66-3	GHS06 GHS08	Gefahr	H302, H331, H315, H319, H351, H361d, H372	CLP	C2 R2	P201, P280, P301+P312, P304+P340, P305+P351+P338, P405
Chlortetracyclin-hydrochlorid	EG-Nr. 200-591-7 CAS-Nr. 64-72-2	GHS07	Achtung	H315, H319, H335	ECHA		P261, P264, P280, P305+P351+P338, P405
Chromschwefelsäure (Schwefelsäure > 96 %) (Kaliumdichromat 2 %)	EG-Nr. 231-639-5 CAS-Nr. 7664-93-9 EG-Nr. 231-906-6 CAS-Nr. 7778-50-9	GHS03 GHS05 GHS06 GHS08 GHS09	Gefahr	H272, H340, H350, H360FD, H330, H301, H314, H372, H312, H334, H317, H410	CLP	C1B M1B R1B	P201, P273, P280, P302+P352, P308+P313, P405
Cineol (Eucalyptol)	EG-Nr. 207-431-5 CAS-Nr. 470-82-6	GHS02 GHS07	Achtung	H226, H317	ECHA		P210, P280, P403+P235
Ciprofloxacin-hydrochlorid	EG-Nr. 617-845-1 CAS-Nr. 86393-32-0	GHS08	Gefahr	H317, H334	ECHA		P261, P284, P304+P340, P342+P311
Citral	EG-Nr. 226-394-6 CAS-Nr. 5392-40-5	GHS07	Achtung	H315, H317	CLP		P280, P302+P352, P333+P313
Citronenöl (Oleum Citri)	EG-Nr. 284-515-8 CAS-Nr. 84929-31-7	GHS02 GHS07 GHS08 GHS09	Gefahr	H226, H304, H315, H317, H410	ECHA		P273, P280, P301+P310, P331, P405
Citronensäure	EG-Nr. 201-069-1 CAS-Nr. 77-92-9	GHS07	Achtung	H319	ECHA		P264, P280, P305+P351+P338, P337+P313

1 Apothekenübliche Gefahrstoffe

Farb-codierung BAK	Lagerung unter Ver-schluss	Abgabe – kinderge-sicherter Verschluss	Abgabe – tastbare Warn-zeichen	Verbote / Beschränkungen bei der Abgabe	Informations- / Dokumentations-pflichten	Lagerort L = Labor R = Rezeptur (ggf. ergänzen)	Lager-menge (ändern, falls ab-weichend)	Sicher-heitsda-tenblatt vorhanden
9	10	11	12	13	14	15	16	17
gelb, blau	x	(x)	(x)	Rx / Verbot ChemVerbotsV	Info / Doku	L	25 g	
gelb, blau, orange		x	x			L	25 g	
rot	x		(x)	Rx / Verbot ChemVerbotsV	Info / Doku			
blau	x	x	x					
blau								
blau, gelb			x					
orange, gelb, blau	x	(x)	(x)	REACH / Verbot ChemVerbotsV	Info / Doku	L	250 ml	
blau, gelb, orange				Rx / Verbot				
rot	x	(x)	(x)	REACH / Verbot ChemVerbotsV	Info / Doku			
gelb						L	5 ml	
gelb, orange			(x)	Rx / Verbot				
gelb						L	5 ml	
gelb, orange		x	x					
blau						L	50 g	

Stoffname	Produktidentifikator EG-Nummer CAS-Nummer	Pikto-gramm/e	Signal-wort	H-Sätze	Quelle	CMR-Eigen-schaften	P-Sätze Abgabe an private Endverbraucher: zusätzliche P-Sätze
1	2	3	4	5	6	7	8
Clindamycinhydrochlorid	EG-Nr. 244-398-6 CAS-Nr. 21462-39-5	GHS07	Achtung	H317, H319	ECHA		P280, P303+P352, P305+P351+P338, P337+P313
Clioquinol (Jodchloroxychinolin) (Vioform®)	EG-Nr. 204-984-4 CAS-Nr. 130-26-7	GHS06 GHS07	Gefahr	H301, H315, H317, H319	ECHA		P262, P264, P280, P301+P310, P405
Clobetasol-17-propionat	EG-Nr. 246-634-3 CAS-Nr. 25122-46-7	GHS08	Gefahr	H360, H373, H413	ECHA	R1B	P201, P280, P308+P313, P405
Clotrimazol	EG-Nr. 245-764-8 CAS-Nr. 23593-75-1	GHS07 GHS09	Achtung	H302, H315, H319, H410	ECHA		P280, P301+P312, P305+P351+P338, P337+P313
Cobalt(II)-chlorid	EG-Nr. 231-589-4 CAS-Nr. 7646-79-9	GHS07 GHS08 GHS09	Gefahr	H350i, H341, H360F, H302, H334, H317, H410	CLP	C1B M2 R1B	P201, P261, P272, P280, P308+P313, P405
Cobalt(II)-nitrat	EG-Nr. 233-402-1 CAS-Nr. 10141-05-6	GHS08 GHS09	Gefahr	H334, H317, H341, H350i, H360DF, H410	CLP	C1B M2 R1B	P201, P280, P273, P308+P313, P342+P311, P405
Cocainhydrochlorid	EG-Nr. 200-167-1 CAS-Nr. 53-21-4	GHS06 GHS08	Gefahr	H301, H317, H360	ECHA	R1B	P202, P261, P264, P280, P301+P310, P405
Codeinphosphat	EG-Nr. 200-137-8 CAS-Nr. 52-28-8	GHS06 GHS08	Gefahr	H301, H360D	ECHA	R1B	P201, P280, P301+P310, P308+P313, P405
Coffein	EG-Nr. 200-362-1 CAS-Nr. 58-08-2	GHS07	Achtung	H302	CLP		P264, P301+P312
Coffein-Natriumbenzoat	EG-Nr. - CAS-Nr. 8000-95-1	GHS07	Achtung	H302	ECHA		P264, P301+P312
Coffein-Natriumsalicylat	EG-Nr. 200-362-1 CAS-Nr. 58-08-2	GHS07	Achtung	H302	CLP		P264, P301+P312
Coffeincitrat	EG-Nr. 614-938-9 CAS-Nr. 69-22-7	GHS07	Achtung	H302, H319	ECHA		P264, P301+P312, P337+P313
Colchicin	EG-Nr. 200-598-5 CAS-Nr. 64-86-8	GHS06 GHS08	Gefahr	H340, H300	CLP	M1B	P201, P280, P301+P310, P308+P313, P405
Colecalciferol	EG-Nr. 200-673-2 CAS-Nr. 67-97-0	GHS06 GHS08	Gefahr	H330, H311, H301, H372	CLP		P280, P301+P310, P302+P352, P304+P340, P405
Cumarin	EG-Nr. 202-086-7 CAS-Nr. 91-64-5	GHS06 GHS07 GHS09	Gefahr	H301, H311, H317, H331, H412	ECHA		P261, P280, P301+P310, P304+P340, P405
Cyclohexan	EG-Nr. 203-806-2 CAS-Nr. 110-82-7	GHS02 GHS07 GHS08 GHS09	Gefahr	H225, H304, H315, H336, H410	CLP		P210, P280, P273, P301+P310, P331, P403+P235, P405

Farb-codierung BAK	Lagerung unter Ver-schluss	Abgabe – kinderge-sicherter Verschluss	Abgabe – tastbare Warn-zeichen	Verbote / Beschränkungen bei der Abgabe	Informations- / Dokumentations-pflichten	Lagerort L = Labor R = Rezeptur (ggf. ergänzen)	Lager-menge (ändern, falls ab-weichend)	Sicher-heitsda-tenblatt vorhanden
9	10	11	12	13	14	15	16	17
gelb, blau				Rx / Verbot				
gelb, blau	x	x	x	ChemVerbotsV	Info / Doku			
rot			(x)	Rx / Verbot REACH / (Verbot) ChemVerbotsV	Info / Doku			
gelb, blau			x					
rot	x		(x)	REACH / Verbot ChemVerbotsV	Info / Doku	L	10 g	
rot	x		(x)	REACH / Verbot ChemVerbotsV	Info / Doku	L	10 g	
rot	x			BTM / Verbot				
rot	x	(x)	(x)	BTM / Rx / Verbot (BTM oder Rx je nach Konzentration) REACH / Verbot ChemVerbotsV	Info / Doku			
			x			L	1 g	
			x					
			x					
blau			x					
rot	x	(x)	(x)	Rx / Verbot REACH / Verbot ChemVerbotsV	Info / Doku			
gelb, orange	x	(x)	(x)	Rx / Verbot ChemVerbotsV	Info / Doku			
gelb, orange	x	(x)	(x)	Rx / Verbot ChemVerbotsV	Info / Doku			
gelb, orange		x	x	REACH / Verbot		L	500 ml	

Stoffname	Produktidentifikator EG-Nummer CAS-Nummer	Pikto-gramm / e	Signal-wort	H-Sätze	Quelle	CMR-Eigen-schaften	P-Sätze Abgabe an private Endverbraucher: zusätzliche P-Sätze
1	2	3	4	5	6	7	8
D-Penicillamin	EG-Nr. 200-148-8 CAS-Nr. 52-67-5	GHS07	Achtung	H315, H319, H335	ECHA		P264, P280, P302+P352, P305+P351+P338, P405
Dequaliniumchlorid	EG-Nr. 208-330-9 CAS-Nr. 522-51-0	GHS07	Achtung	H315, H319, H335	ECHA		P261, P280, P305+P351+P338, P405
Dexamethason	EG-Nr. 200-003-9 CAS-Nr. 50-02-2	GHS08	Gefahr	H360	ECHA TRGS905	R1B	P220, P281, P405, P308+P313
Dexamfetaminsulfat	EG-Nr. 200-111-6 CAS-Nr. 51-63-8	GHS06	Gefahr	H300	ECHA		P270, P301+P310, P321, P330, P405
Diazepam	EG-Nr. 207-122-5 CAS-Nr. 439-14-5	GHS06	Gefahr	H301, H311	ECHA		P280, P301+P310, P302+P352, P405
Dibutylphthalat	EG-Nr. 201-557-4 CAS-Nr. 84-74-2	GHS08 GHS09	Gefahr	H360Df, H400	CLP	R1B	P201, P273, P280, P308+P313, P405
2,6-Dichlorchinon-4-chlorimid	EG-Nr. 202-937-2 CAS-Nr. 101-38-2	GHS02 GHS07	Gefahr	H242, H315, H319, H335	ECHA		P210, P220, P280, P302+P352, P305+P351+P338, P405
1,2-Dichlorethan (Ethylenchlorid)	EG-Nr. 203-458-1 CAS-Nr. 107-06-2	GHS02 GHS07 GHS08	Gefahr	H225, H350, H302, H319, H335, H315	CLP	C1B	P202, P210, P280, P305+P351+P338, P308+P313, P405
Dichlormethan (Methylenchlorid)	EG-Nr. 200-838-9 CAS-Nr. 75-09-2	GHS08	Achtung	H351	CLP	C2	P202, P280, P308+P313, P405
Diclofenac-Natrium	EG-Nr. 239-346-4 CAS-Nr. 15307-79-6	GHS07 GHS08 GHS09	Gefahr	H302, H361, H372, H411	ECHA		P260, P264a, P280, P301+P312, P405
Diethanolamin	EG-Nr. 203-868-0 CAS-Nr. 111-42-2	GHS05 GHS07 GHS08	Gefahr	H302, H373, H315, H318	CLP		P280, P301+P312, P302+P352, P305+P351+P338
Diethylamin	EG-Nr. 203-716-3 CAS-Nr. 109-89-7	GHS02 GHS05 GHS07	Gefahr	H225, H312, H302, H332, H314, H335	CLP		P210, P280, P301+P312, P302+P352, P304+P340, P305+P351+P338, P405
Diethylether	EG-Nr. 200-467-2 CAS-Nr. 60-29-7	GHS02 GHS07	Gefahr	H224, H302, H336, EUH019, EUH066	CLP		P210, P240, P280, P303+P361+P353, P403+P235, P405
Dihydrocodein-hydrogentartrat	EG-Nr. 227-747-7 CAS-Nr. 5965-13-9	GHS07	Achtung	H302, H332	ECHA		P264, P270, P301+P312, P304+P340
1,8-Dihydroxyanthranol (Dithranol Cignolin®)	EG-Nr. 214-538-0 CAS-Nr. 1143-38-0	GHS07	Achtung	H315, H319, H335	ECHA		P262, P280, P305+P351+P338, P308+P311, P405
Diltiazemhydrochlorid	EG-Nr. 251-443-3 CAS-Nr. 33286-22-5	GHS07 GHS08	Achtung	H302, H351	ECHA	C2	P202, P280, P405

Farb-codierung BAK	Lagerung unter Ver-schluss	Abgabe – kinderge-sicherter Verschluss	Abgabe – tastbare Warn-zeichen	Verbote / Beschränkungen bei der Abgabe	Informations- / Dokumentations-pflichten	Lagerort L = Labor R = Rezeptur (ggf. ergänzen)	Lager-menge (ändern, falls ab-weichend)	Sicher-heitsda-tenblatt vorhanden
9	10	11	12	13	14	15	16	17
blau, gelb, orange				Rx / Verbot				
blau, gelb, orange								
rot				Rx / Verbot REACH / (Verbot) ChemVerbotsV	Info / Doku			
	x			BTM / Verbot				
gelb	x	(x)	(x)	BTM / Rx / Verbot (BTM oder Rx je nach Konzentration) ChemVerbotsV	Info / Doku			
rot				REACH / Verbot ChemVerbotsV	Info / Doku	L	50 ml	
gelb, oran-ge, blau				ChemVerbotsV	Info	L	3 g	
rot	x		(x)	REACH / Verbot ChemVerbotsV	Info / Doku	L	100 ml	
gelb, orange		(x)	(x)	REACH / Verbot		L	250 ml	
gelb, orange	x	(x)	(x)	Rx / Verbot ChemVerbotsV	Info / Doku			
blau, gelb, orange			x			L	10 ml	
blau, gelb, orange		x	x			L	50 ml	
orange, gelb			x	GÜG 3 ChemVerbotsV	(Doku) Info	L	500 ml	
orange			(x)	BTM / Rx / Verbot (BTM oder Rx je nach Konzentration)				
gelb orange				Rx / Verbot				
gelb, orange			(x)	Rx / Verbot				

Stoffname	Produktidentifikator EG-Nummer CAS-Nummer	Piktogramm / e	Signalwort	H-Sätze	Quelle	CMR-Eigenschaften	P-Sätze Abgabe an private Endverbraucher: zusätzliche P-Sätze
1	2	3	4	5	6	7	8
Dimenhydrinat	EG-Nr. 208-350-8 CAS-Nr. 208-350-8	GHS07	Achtung	H302, H319	ECHA		P301+P312, P305+P351+P338, P337+P313
Dimethylfumarat	EG-Nr. 210-849-0 CAS-Nr. 624-49-7	GHS07	Achtung	H312, H319, H315, H317	ECHA		P280, P302+P352, P305+P351+P338, P333+P313
Dimethylgelb (4-Dimethylaminoazobenzol)	EG-Nr. 200-455-7 CAS-Nr. 60-11-7	GHS06 GHS08	Gefahr	H301, H351	ECHA	C2	P280, P301+P310, P308+P313, P405
1, 3-Dinitrobenzol	EG-Nr. 202-776-8 CAS-Nr. 99-65-0	GHS06 GHS08 GHS09	Gefahr	H310, H373, H410, H300, H330	CLP		P280, P273, P301+P310, P302, P304+P340, P405
3,5-Dinitrobenzoylchlorid	EG-Nr. 202-750-6 CAS-Nr. 99-33-2	GHS05 GHS07 GHS08	Gefahr	H290, H302, H312, H314, H318, H332, H341	ECHA		P280, P301+P330+P331, P305+P351+P338, P310, P405, P406
2,4-Dinitrophenylhydrazin (mit Wasser phlegmatisiert)	EG-Nr. 204-309-3 CAS-Nr. 119-26-6	GHS02 GHS07	Gefahr	H228, H302	ECHA		P210, P280, P301+P312, P370+P378a
Diphenhydramin	EG-Nr. 205-687-2 CAS-Nr. 147-24-0	GHS07	Achtung	H302	ECHA		P264, P301+P312
Diphenylamin	EG-Nr. 204-539-4 CAS-Nr. 122-39-4	GHS06 GHS08 GHS09	Gefahr	H311, H301, H331, H373, H410	CLP		P273, P280, P301+310, P302+P352, P304+P340, P405
Diphenylboryloxyethylamin	EG-Nr. 208-366-5 CAS-Nr. 524-95-8	GHS07	Achtung	H315, H319, H335	ECHA		P280, P302+P352, P305+P351+P338, P332+313, P337+P313, P405
Dithizon	EG-Nr. 200-454-1 CAS-Nr. 60-10-6	GHS07	Achtung	H315, H319, H335	ECHA		P261, P302+P352, P305+P351+P338, P405
Dithranol siehe 1,8-Dihydroxyanthranol							
Dronabinol	CAS-Nr. 1972-08-3	GHS07 GHS08	Achtung	H302, H361	ECHA	R2	P201, P280, P301+P312, P308+P313, P405
Echtblausalz B	EG-Nr. 238-153-2 CAS-Nr. 14263-94-6	GHS08	Gefahr	H350	SD	C1B	P201, P308+P313, P405
Eisen(II)-chlorid	EG-Nr. 231-843-4 CAS-Nr. 7758-94-3	GHS05 GHS07	Gefahr	H302, H315, H318	ECHA		P280, P301+P312, P302+P352, P305+P351+P338
Eisen(II)-sulfat	EG-Nr. 231-753-5 CAS-Nr. 7720-78-7	GHS07	Achtung	H302, H319, H315	CLP		P280, P301+P312, P302+P352, P305+P351+P338
Eisen(III)-chlorid	EG-Nr. 231-729-4 CAS-Nr. 7705-08-0	GHS05 GHS07	Gefahr	H290, H302, H315, H318	ECHA		P280, P302+P352, P305+P351+P338, P332+P313, P390, P406

Farb-codierung BAK	Lagerung unter Verschluss	Abgabe – kindergesicherter Verschluss	Abgabe – tastbare Warnzeichen	Verbote / Beschränkungen bei der Abgabe	Informations- / Dokumentationspflichten	Lagerort L = Labor R = Rezeptur (ggf. ergänzen)	Lagermenge (ändern, falls abweichend)	Sicherheitsdatenblatt vorhanden
9	10	11	12	13	14	15	16	17
blau			x					
blau, gelb			(x)	Rx / Verbot				
gelb, orange	x	x	x	ChemVerbotsV	Info / Doku	L	10 g	
gelb, orange	x	x	x	ChemVerbotsV	Info / Doku	L	20 g	
gelb, orange, blau		x	x			L	10 g	
			x			L	10 g	
			x					
gelb, orange	x	x	x	ChemVerbotsV	Info / Doku	L	10 g	
blau, gelb, orange						L	1 g	
blau, gelb, orange						L	1 g	
gelb, orange			(x)	BTM / Verbot				
rot	x			REACH / (Verbot) ChemVerbotsV	Info / Doku	L	1 g	
blau, gelb			x					
gelb, blau			x			L	50 g	
gelb, blau			x			L	40 g	

Stoffname	Produktidentifikator EG-Nummer CAS-Nummer	Pikto-gramm / e	Signal-wort	H-Sätze	Quelle	CMR-Eigen-schaften	P-Sätze Abgabe an private Endverbraucher: zusätzliche P-Sätze
1	2	3	4	5	6	7	8
Eisen(III)-chlorid-Lösung 10 %	EG-Nr. 231-729-4 CAS-Nr. 7705-08-0	GHS05 GHS07	Gefahr	H290, H302, H315, H318	SD		P280, P302+P352, P305+P351+P338
Emetindihydrochlorid	EG-Nr. 206-259-8 CAS-Nr. 316-42-7	GHS06	Gefahr	H300, H315, H319, H335	ECHA		P280, P301+P310, P302+P352, P305+P351+P338, P405
Eosin gelblich	EG-Nr. 241-409-6 CAS-Nr. 17372-87-1	GHS07	Achtung	H319	ECHA		P264, P280, P305+P351+P338, P337+P313
Ephedrin	EG-Nr. 206-080-5 CAS-Nr. 299-42-3	GHS07	Achtung	H302	CLP		P264, P270, P301+P312, P330
Ephedrinhydrochlorid	EG-Nr. 200-074-6 CAS-Nr. 50-98-6	GHS07	Achtung	H302	ECHA		P264, P270, P301+P312, P330
Epinephrinhydrogentar-trat (Adrenalinbitartrat)	EG-Nr. 200-097-1 CAs-Nr. 51-42-3	GHS06	Gefahr	H300, H315, H319, H335	ECHA		P261, P280, P301+P310, P302+P352, P305+P351+P338, P308+P311, P405
Ergocalciferol	EG-Nr. 200-673-2 CAS-Nr. 67-97-0	GHS06 GHS08	Gefahr	H301, H311, H330, H372	CLP		P280, P301+P310, P302+P352, P304+P340, P405
Ergotamintartrat	EG-Nr. 206-835-9 CAS-Nr. 379-79-3	GHS06 GHS08	Gefahr	H361, H301, H311, H331	ECHA	R2	P261, P270, P301+P310, P304+P340, P403+P233, P405
Eriochromschwarz T	EG-Nr. 217-250-3 CAS-Nr. 1787-61-7	GHS07 GHS09	Achtung	H319, H411	ECHA		P273, P305+P351+P338
Erythromycin	EG-Nr. 204-040-1 CAS-Nr. 114-07-8	GHS08	Gefahr	H334, H317	ECHA		P261, P280, P304+P340, P342+P311
Erythrosin	EG-Nr. 240-474-8 CAS-Nr. 16423-68-0	GHS07	Achtung	H302	ECHA		P264, P270, P301+P312, P330
Eserin siehe Physostigmin							
Essigsäure ≥ 90 %	EG-Nr. 200-580-7 CAS-Nr. 64-19-7	GHS02 GHS05	Gefahr	H226, H314	CLP		P210, P280, P301+P330+P331, P303+P361+P353, P305+P351+P338, P310, P405
Essigsäure ≥ 25 % bis < 90 %	EG-Nr. 200-580-7 CAS-Nr. 64-19-7	GHS05	Gefahr	H314	CLP		P280, P301+P330+P331, P303+P361+P353, P310, P305+P351+P338, P405
Essigsäure ≥ 10 % bis < 25 %	EG-Nr. 200-580-7 CAS-Nr. 64-19-7	GHS07	Achtung	H315, H319	CLP		P280, P305+P351+P338, P332+P313, P337+P313

1 Apothekenübliche Gefahrstoffe

Farb-codierung BAK	Lagerung unter Ver-schluss	Abgabe – kinderge-sicherter Verschluss	Abgabe – tastbare Warn-zeichen	Verbote / Beschränkungen bei der Abgabe	Informations- / Dokumentations-pflichten	Lagerort L = Labor R = Rezeptur (ggf. ergänzen)	Lager-menge (ändern, falls ab-weichend)	Sicher-heitsda-tenblatt vorhanden
9	10	11	12	13	14	15	16	17
gelb, blau			x			L		
blau, gelb, orange	x	(x)	(x)	Rx / Verbot ChemVerbotsV	Info / Doku	L	0,1 g	
blau								
			(x)	Rx / Verbot GÜG 1 GÜG 4	Doku / EVE Ausfuhrgenehmi-gung außerhalb EU			
			(x)	Rx / Verbot GÜG 1 GÜG 4	Doku / EVE Ausfuhrgenehmi-gung außerhalb EU			
gelb, oran-ge, blau	x	(x)	(x)	Rx / Verbot ChemVerbotsV	Info / Doku			
gelb, orange	x	(x)	(x)	Rx / Verbot ChemVerbotsV	Info / Doku			
gelb, orange	x	(x)	(x)	Rx / Verbot GÜG 1 ChemVerbotsV	Doku / EVE Info / Doku			
gelb, blau						L	25 g	
gelb, orange			(x)	Rx / Verbot				
			x					
blau, gelb		x	x			L	100 ml	
blau, gelb		x	x					
blau, gelb								

Stoffname	Produktidentifikator EG-Nummer CAS-Nummer	Pikto-gramm / e	Signal-wort	H-Sätze	Quelle	CMR-Eigen-schaften	P-Sätze Abgabe an private Endverbraucher: zusätzliche P-Sätze
1	2	3	4	5	6	7	8
Essigsäure-anhydrid / Acetanhydrid	EG-Nr. 203-564-8 CAS-Nr. 108-24-7	GHS02 GHS05 GHS07	Gefahr	H226, H332, H302, H314	CLP		P280, P301+P330+P331, P303+P361+P353, P305+P351+P338, P310, P405
Essigsäureethyles-ter / Ethylacetat	EG-Nr. 205-500-4 CAS-Nr. 141-78-6	GHS02 GHS07	Gefahr	H225, H319, H336, EUH066	CLP		P210, P280, P303+P361+P353, P305+P351+P338, P312, P405
Estradiol –17-alpha	EG-Nr. 200-354-8 CAS-Nr. 57-91-0	GHS08	Gefahr	H351, H360, H362	ECHA TRGS905	C2 R1A	P202, P280, P308+P313, P405
Estradiolbenzoat	EG-Nr. 200-043-7 CAS-Nr. 50-50-0	GHS08	Gefahr	H351, H360	ECHA TRGS905	C2 R1B	P202, P280, P308+P313, P405
Estradiolvalerat	EG-Nr. 213-559-2 CAS-Nr. 979-32-8	GHS08	Gefahr	H351, H360	ECHA TRGS905	C2 R1B	P202, P280, P308+P313, P405
Estriol	EG-Nr. 200-022-2 CAS-Nr. 50-27-1	GHS08	Gefahr	H351, H360, H362	ECHA TRGS905	C2 R1B	P202, P280, P308+P313, P405
Ethacridinlactat	EG-Nr. 217-408-1 CAS-Nr. 1837-57-6	GHS07	Achtung	H315, H319, H335	ECHA		P261, P280, P302+P352, P305+P351+P338, P312, P405
Ethanol > 70 % m / m bzw. 77 % V / V	EG-Nr. 200-578-6 CAS-Nr. 64-17-5	GHS02	Gefahr	H225	CLP		P210, P233, P240, P370+P378, P403+P235
Ethanol 96 % m / m	EG-Nr. 200-578-6 CAS-Nr. 64-17-5	GHS02	Gefahr	H225	CLP		P210, P233, P240, P370+P378, P403+P235
Ethanol wasserfrei	EG-Nr. 200-578-6 CAS-Nr. 64-17-5	GHS02	Gefahr	H225	CLP		P210, P233, P240, P370+P378, P403+P235
Ether (Diethylether)	EG-Nr. 200-467-2 CAS-Nr. 60-29-7	GHS02 GHS07	Gefahr	H224, H302, H336, EUH019, EUH066	CLP		P210, P240, P305+P351+P338, P403+P235, P405
Etherweingeist (Ethanol > 70 %) (Diethylether)	EG-Nr. 200-578-6 CAS-Nr. 64-17-5 EG-Nr. 200-467-2 CAS-Nr. 60-29-7	GHS02 GHS07	Gefahr	H225, H302, H336, EUH019, EUH066	CLP		P210, P305+P351+P338, P403+P235, P405
Ethinylestradiol	EG-Nr. 200-342-2 CAS-Nr. 57-63-6	GHS08 GHS09	Gefahr	H360Fd, H351, H362, H410	ECHA TRGS905	C2 R1A	P201, P273, P280, P308+P313, P405
Ethylacetat / Essigsäureethylester	EG-Nr. 205-500-4 CAS-Nr. 141-78-6	GHS02 GHS07	Gefahr	H225, H319, H336, EUH066	CLP		P210, P280, P303+P361+P353, P305+P351+P338, P312, P405
Ethylenglycol (Glykol, Ethandiol)	EG-Nr. 203-473-3 CAS-Nr. 107-21-1	GHS07	Achtung	H302	CLP		P264, P270, P301+P312, P330

1 Apothekenübliche Gefahrstoffe

Farb-codierung BAK	Lagerung unter Ver-schluss	Abgabe – kinderge-sicherter Verschluss	Abgabe – tastbare Warn-zeichen	Verbote / Beschränkungen bei der Abgabe	Informations- / Dokumentations-pflichten	Lagerort L = Labor R = Rezeptur (ggf. ergänzen)	Lager-menge (ändern, falls ab-weichend)	Sicher-heitsda-tenblatt vorhanden
9	10	11	12	13	14	15	16	17
blau, gelb, orange		x	x	GÜG 2A	>100l Doku / EVE <100l (Doku)			
blau, gelb, orange			x			L	50 ml	
gelb, orange			(x)	Rx / Verbot REACH / (Verbot) ChemVerbotsV	Info / Doku			
rot			(x)	Rx / Verbot REACH / (Verbot) ChemVerbotsV	Info / Doku			
rot			(x)	Rx / Verbot REACH / (Verbot) ChemVerbotsV	Info / Doku			
rot			(x)	Rx / Verbot REACH / (Verbot) ChemVerbotsV	Info / Doku			
blau, gelb, orange								
			x					
			x			L	500 ml	
			x			L	50 ml	
orange, gelb			x	GÜG 3 ChemVerbotsV	(Doku) Info	L	250 ml	
orange, gelb			x	GÜG 3	(Doku)			
rot			(x)	Rx / Verbot REACH / (Verbot) ChemVerbotsV	Info / Doku			
blau, gelb, orange			x			L	50 ml	
			x			L	50 ml	

Stoffname	Produktidentifikator EG-Nummer CAS-Nummer	Piktogramm / e	Signalwort	H-Sätze	Quelle	CMR-Eigenschaften	P-Sätze Abgabe an private Endverbraucher: zusätzliche P-Sätze
1	2	3	4	5	6	7	8
Ethylmethylketon (Butan-2-on, Methylethylketon)	EG-Nr. 201-159-0 CAS-Nr. 78-93-3	GHS02 GHS07	Gefahr	H225, H319, H336, EUH066	CLP		P210, P280, P303+P361+P353, P305+P351+P338, P312, P405
Eucalyptusöl (Oleum Eucalypti)	EG-Nr. 283-406-2 CAS-Nr. 84625-32-1	GHS02 GHS07 GHS08 GHS09	Gefahr	H304, H226, H315, H317, H411	ECHA		P210, P273, P280, P301+P310, P303+P361+P353, P333+P313, P405
Eugenol	EG-Nr. 202-589-1 CAS-Nr. 97-53-0	GHS07	Gefahr	H317, H319	ECHA		P264, P280, P305+P351+P338, P337+P313
Fenchelöl (Oleum Foeniculi)	EG-Nr. 283-414-6 CAS-Nr. 84625-39-8	GHS07 GHS08	Gefahr	H304, H315, H317, H341, H351	ECHA	C2 M2	P280, P301+P310, P302+P352, P333+P313, P405
Fluocinolonacetonid	EG-Nr. 200-668-5 CAS-Nr. 67-73-2	GHS08	Gefahr	H315, H319, H335 H360Df	ECHA TRGS905	R1A	P201, P280, P305+P351+P338, P308+P313, P405
Flusssäure ≥ 1 %	EG-Nr. 231-634-8 CAS-Nr. 7664-39-3	GHS05 GHS06	Gefahr	H310, H330, H300, H314	CLP		P280, P301+P330+P331, P302+P352, P304+P340, P305+P351+P338, P310, P405
Flusssäure ≥ 0,1 % bis < 1 %	EG-Nr. 231-634-8 CAS-Nr. 7664-39-3	GHS06 GHS07	Gefahr	H310, H300, H319	CLP		P280, P301+P330+P331, P302+P352, P305+P351+P338, P310, P405
Formaldehyd ≥ 25 %	EG-Nr. 200-001-8 CAS-Nr. 50-00-0	GHS05 GHS06 GHS08	Gefahr	H301, H311, H331, H314, H317, H335, H341, H350	CLP	C1B M2	P280, P304+P340, P305+P351+P338, P403+P233, P405
Formaldehyd ≥ 5 % bis < 25 %	EG-Nr. 200-001-8 CAS-Nr. 50-00-0	GHS06 GHS07 GHS08	Gefahr	H301, H311, H331, H319, H335, H315, H317, H341, H350	CLP	C1B M2	P201, P280, P305+P351+P338, P308+P313, P403+P233, P405
Formaldehyd ≥ 0,2 % bis < 5 %	EG-Nr. 200-001-8 CAS-Nr. 50-00-0	GHS07 GHS08	Gefahr	H317, H301, H311, H331, H341, H350	CLP	C1B M2	P201, P280, P302+P352, P304+P340, P308+P313, P405
Formamid / Ameisensäureamid	EG-Nr. 200-842-0 CAS-Nr. 75-12-7	GHS08	Gefahr	H360D	CLP	R1B	P201, P202, P280, P308+P313, P405
Franzbranntwein (Spiritus vini gallici 45 %, Ethanol)	EG-Nr. 200-578-6 CAS-Nr. 64-17-5	GHS02	Achtung	H226	SD		P211
Franzbranntwein mit Campher (Ethanol)	EG-Nr. 200-578-6 CAS-Nr. 64-17-5	GHS02	Achtung	H226	SD		P211
Franzbranntwein mit Fichtennadelöl (Ethanol)	EG-Nr. 200-578-6 CAS-Nr. 64-17-5	GHS02	Achtung	H226	SD		P211

Farb-codierung BAK	Lagerung unter Ver-schluss	Abgabe – kinderge-sicherter Verschluss	Abgabe – tastbare Warn-zeichen	Verbote / Beschränkungen bei der Abgabe	Informations- / Dokumentations-pflichten	Lagerort L = Labor R = Rezeptur (ggf. ergänzen)	Lager-menge (ändern, falls ab-weichend)	Sicher-heitsda-tenblatt vorhanden
9	10	11	12	13	14	15	16	17
blau, oran-ge, gelb			x	GÜG 3	(Doku)	L	50 ml	
gelb, orange		x	x					
gelb, blau						L	5 g	
gelb, orange		x	x					
rot				Rx / Verbot REACH / (Verbot) ChemVerbotsV	Info / Doku			
blau, gelb, orange	x	x	x	ChemVerbotsV	Info / Doku			
blau, gelb	x	x	x	ChemVerbotsV	Info / Doku			
rot	x	(x)	(x)	REACH / Verbot ChemVerbotsV / Ver-bot	Info / Doku			
rot	x	(x)	(x)	REACH / Verbot ChemVerbotsV / Ver-bot	Info / Doku			
rot	x	(x)	(x)	REACH / Verbot ChemVerbotsV / Ver-bot	Info / Doku			
rot				REACH / Verbot ChemVerbotsV	Info / Doku			

Stoffname	Produktidentifikator EG-Nummer CAS-Nummer	Pikto-gramm/e	Signal-wort	H-Sätze	Quelle	CMR-Eigen-schaften	P-Sätze Abgabe an private Endverbraucher: zusätzliche P-Sätze
1	2	3	4	5	6	7	8
Fuchsin	EG-Nr. 211-189-6 CAS-Nr. 632-99-5	GHS08	Gefahr	H350	ECHA	C1A	P201, P202, P280, P308+P313, P405
Fumarsäure	EG-Nr. 203-743-0 CAS-Nr. 110-17-8	GHS07	Achtung	H319	CLP		P264, P280, P305+P351+P338, P337+P313
Furfural (2-Furaldehyd)	EG-Nr. 202-627-7 CAS-Nr. 98-01-1	GHS06 GHS08	Gefahr	H351, H331, H301, H312, H319, H335, H315	CLP	C2	P201, P280, P305+P351+P338, P308+P313, P405
Gallussäure	EG-Nr. 205-749-9 CAS-Nr. 149-91-7	GHS07	Achtung	H315, H319, H335	ECHA		P280, P305+P351+P338, P332+P313, P337+P313, P405
Gammabutyrolacton (GBL) (Gammahydroxy-buttersäurelacton, GHB)	EG-Nr. 202-509-5 CAS-Nr. 96-48-0	GHS07 GHS05	Gefahr	H302, H318, H336	ECHA		P280, P301+P312, P305+P351+P338, P312, P405
Gentamicinsulfat	EG-Nr. 215-778-9 CAS-Nr. 1405-41-0	GHS08	Gefahr	H317, H334	ECHA		P261, P280, P302+P352, P304+P340, P342+P311
Geraniumöl	EG-Nr. 290-140-0 CAS-Nr. 90082-51-2	GHS05 GHS07 GHS08	Gefahr	H304, H315, H317, H318, H412	ECHA		P273, P280, P301+310, P305+P351+ P338P331, P405
Griseofulvin	EG-Nr. 204-767-4 CAS-Nr. 126-07-8	GHS07 GHS08	Gefahr	H360, H351, H317	SD	C2 R1B	P201, P281, P302+P352, P308+P313, P405
Guajakharz (zur Herstellung v. Guajatinktur)	EG-Nr. 201-964-7 CAS-Nr. 90-05-1 (Guajacol)	GHS07	Achtung	H302, H315, H319	CLP		P280, P305+P351+P338, P337+P313
Guajazulen	EG-Nr. 207-701-2 CAS-Nr. 489-84-9	GHS07	Achtung	H302	ECHA		P264, P270, P301+P312, P330
Heptan (n-Heptan)	EG-Nr. 205-563-8 CAS-Nr. 142-82-5	GHS02 GHS07 GHS08 GHS09	Gefahr	H225, H304, H315, H336, H410	CLP		P210, P273, P280, P301+P310, P331, P403+P235, P405
Hexachlorcyclohexan	EG-Nr. 200-401-2 CAS-Nr. 58-89-9	GHS06 GHS08 GHS09	Gefahr	H301, H332, H312, H373, H362, H410	CLP		P273, P280, P301+P310, P308+P313, P405
Hexachlorophen	EG-Nr. 200-733-8 CAS-Nr. 70-30-4	GHS06 GHS09	Gefahr	H301, H311, H410	CLP		P273, P280, P301+P310, P302+P352, P405
Hexamethylentetramin (Hexamin / Methenamin)	EG-Nr. 202-905-8 CAS-Nr. 100-97-0	GHS02 GHS07	Achtung	H228, H317	CLP		P210, P261, P280, P302+P352, P333+P313
Hexan (n-Hexan)	EG-Nr. 203-777-6 CAS-Nr. 110-54-3	GHS02 GHS07 GHS08 GHS09	Gefahr	H225, H361f, H304, H373, H315, H336, H411	CLP	R2	P210, P273, P280, P301+P310, P331, P403+P233, P405

1 Apothekenübliche Gefahrstoffe

Farbcodierung BAK	Lagerung unter Verschluss	Abgabe – kindergesicherter Verschluss	Abgabe – tastbare Warnzeichen	Verbote / Beschränkungen bei der Abgabe	Informations- / Dokumentationspflichten	Lagerort L = Labor R = Rezeptur (ggf. ergänzen)	Lagermenge (ändern, falls abweichend)	Sicherheitsdatenblatt vorhanden
9	10	11	12	13	14	15	16	17
rot	x			REACH / (Verbot) ChemVerbotsV	Info / Doku			
blau								
gelb, orange, blau	x	x	x	ChemVerbotsV	Info / Doku	L	10 ml	
gelb, blau, orange						L	1 g	
blau, orange			(x)	Missbrauch	(Doku)			
gelb, orange			(x)	Rx / Verbot				
blau, gelb, orange		x	x					
rot				REACH / (Verbot) ChemVerbotsV	Info / Doku			
blau, gelb			x			L	10 g	
			x			L	5 g	
gelb, orange			x			L	100 ml	
gelb, orange	x	x	x	ChemVerbotsV	Info / Doku			
gelb	x	x	x	ChemVerbotsV	Info / Doku			
gelb			x	ExplT	(Doku)			
gelb, orange		x	x			L	100 ml	

Stoffname	Produktidentifikator EG-Nummer CAS-Nummer	Pikto- gramm / e	Signal- wort	H-Sätze	Quelle	CMR- Eigen- schaften	P-Sätze Abgabe an private Endverbraucher: zusätzliche P-Sätze
1	2	3	4	5	6	7	8
Homatropinhydrobromid	EG-Nr. 200-105-3 CAS-Nr. 51-56-9	GHS07	Achtung	H302, H312, H332	ECHA		P261, P280, P302+P352, P304+P340, P405
Hydrochinon (1,4 Dihydroxybenzol)	EG-Nr. 204-617-8 CAS-Nr. 123-31-9	GHS05 GHS07 GHS08 GHS09	Gefahr	H351, H341, H302, H318, H317, H400	CLP	C2 M2	P201, P273, P280, P305+P351+P338, P308+P313, P405
Hydrochlorothiazid	EG-Nr. 200-403-3 CAS-Nr. 58-93-5	GHS07 GHS08	Gefahr	H302, H334, H317	ECHA		P280, P302+P352, P304+P340, P333+P313, P342+P311
Hydrocortison	EG-Nr. 200-020-1 CAS-Nr. 50-23-7	GHS08	Gefahr	H360, H373	ECHA TRGS905	R1A	P202, P280, P308+P313, P405
Hydrocortisonacetat	EG-Nr. 200-004-4 CAS-Nr. 50-03-3	GHS08	Gefahr	H360, H373	ECHA TRGS905	R1A	P202, P280, P308+P313, P405
Hydromorphon- hydrochlorid	EG-Nr. 200-762-6 CAS-Nr. 71-68-1	GHS06 GHS08	Gefahr	H301, H331, H317, H361	ECHA	R2	P202, P264a, P280, P301+P310, P405
Hydroxychinolin (8-Hydroxychinolin) (Chinolin-8-ol)	EG-Nr. 205-711-1 CAS-Nr. 148-24-3	GHS05 GHS06 GHS08 GHS09	Gefahr	H360D, H301, H318, H317, H410	CLP	R1B	P261, P280, P273, P305+351+338 P308+313, P405
Hydroxyethylsalicylat	EG-Nr. 201-737-2 CAS-Nr. 87-28-5	GHS07	Achtung	H302	ECHA		P264, P270, P301+P312, P330
Hydroxylaminhydro- chlorid	EG-Nr. 226-798-2 CAS-Nr. 5470-11-1	GHS05 GHS07 GHS08 GHS09	Achtung	H290, H351, H302, H312, H373, H319, H315, H317, H400	CLP	C2	P201, P273, P280, P305+P351+P338, P308+P313, P405, P406
Hyperosid	EG-Nr. 207-580-6 CAS-Nr. 482-36-0	GHS07	Achtung	H302	ECHA		P264, P270, P301+P312, P330
Ibuprofen	EG-Nr. 239-784-6 CAS-Nr. 15687-27-1	GHS07	Achtung	H302, H319, H335	ECHA		P264, P270, P301+P312, P405
Indometacin	EG-Nr. 200-186-5 CAS-Nr. 53-86-1	GHS06 GHS08	Gefahr	H300, H317, H360FD	ECHA	R1B	P201, P280, P301+P310, P333+P313, P405
Indophenolblau	EG-Nr. 205-056-1 CAS-Nr. 132-31-0	GHS07	Achtung	H315, H319, H335	ECHA		P261, P280, P305+P351+P338, P405
Ipecacuanhatinktur – eingestellt	EG-Nr. 206-259-8 CAS-Nr. 316-42-7 (Emetinhydrochlorid 0.2 %) EG-Nr. 200-578-6 CAS-Nr. 64-17-5 (Ethanol >70 %)	GHS02 GHS07	Achtung	H226, H302	SD		P210, P233, P301+P312
Irinotecan	EG-Nr. 603-967-2 CAS-Nr. 136572-09-3	GHS07 GHS08	Gefahr	H360F, H302	ECHA	R1B	P201, P280, P308+P313, P405

1 Apothekenübliche Gefahrstoffe

Farb-codierung BAK	Lagerung unter Ver-schluss	Abgabe – kinderge-sicherter Verschluss	Abgabe – tastbare Warn-zeichen	Verbote / Beschränkungen bei der Abgabe	Informations- / Dokumentations-pflichten	Lagerort L = Labor R = Rezeptur (ggf. ergänzen)	Lager-menge (ändern, falls ab-weichend)	Sicher-heitsda-tenblatt vorhanden
9	10	11	12	13	14	15	16	17
gelb, orange			(x)	Rx / Verbot				
blau, gelb, orange			x					
gelb, orange			(x)	Rx / Verbot				
rot				Rx / Verbot REACH / (Verbot) ChemVerbotsV	Info / Doku			
rot			(x)	Rx / Verbot REACH / (Verbot) ChemVerbotsV	Info / Doku			
gelb, orange	x			BTM / Verbot				
rot	x	x	x	REACH / Verbot ChemVerbotsV	Info / Doku			
			x					
blau, gelb, orange			x			L	20 g	
			x			L	10 mg	
blau, orange			x					
rot	x	(x)	(x)	Rx / Verbot REACH / (Verbot) ChemVerbotsV	Info / Doku			
blau, gelb, orange						L	0,1 g	
			x	Rx / Verbot				
rot			(x)	Rx / Verbot REACH / (Verbot) ChemVerbotsV	Info / Doku			

Stoffname	Produktidentifikator EG-Nummer CAS-Nummer	Pikto-gramm / e	Signal-wort	H-Sätze	Quelle	CMR-Eigen-schaften	P-Sätze Abgabe an private Endverbraucher: zusätzliche P-Sätze
1	2	3	4	5	6	7	8
Isoamylalkohol	EG-Nr. 204-633-5 CAS-Nr. 123-51-3	GHS02 GHS07	Achtung	H226, H315, H319, H332, H335, EUH066	ECHA		P210, P280, P304+P340, P403+P233, P405
Isobutylmethylketon (4-Methylpentan-2-on)	EG-Nr. 203-550-1 CAS-Nr. 108-10-1	GHS02 GHS07	Gefahr	H225, H332, H319, H335, EUH066	CLP		P210, P280, P304+P340, P305+P351+P338, P403+P235, P405
Isopropylalkohol (2-Propanol, Propan-2-ol) > 40 % m/m bzw. 48 % V/V	EG-Nr. 200-661-7 CAS-Nr. 67-63-0	GHS02 GHS07	Gefahr	H225, H319, H336	CLP		P210, P233, P280, P303+P361+P353, P305+P351+P338, P403+P235, P405, P501
Isopropylphenazon (Propylphenazon)	EG-Nr. 207-539-2 CAS-Nr. 479-92-5	GHS07	Achtung	H302	ECHA		P264, P270, P301+P312, P330
Isoxsuprinhydrochlorid	EG-Nr. 206-898-2 CAS-Nr. 395-28-8	GHS07	Achtung	H302	SD		P301, P312
Jod	EG-Nr. 231-442-4 CAS-Nr. 7553-56-2	GHS07 GHS09	Achtung	H332, H312, H400	CLP		P273, P280, P302+P352, P304+P340, P391
Jodoform	EG-Nr. 200-874-5 CAS-Nr. 75-47-8	GHS07	Achtung	H332, H312, H302, H315, H319, H335	ECHA		P260, P304+P340, P305+P351+P338, P312, P405
Jodtinktur (Tinctura Jodi)	EG-Nr. 200-578-6 CAS-Nr. 64-17-5 (Ethanol)	GHS02	Achtung	H226	SD		P210
Kaffeesäure (3,4-Dihydroxyzimtsäure)	EG-Nr. 206-361-2 CAS-Nr. 331-39-5	GHS07 GHS08	Achtung	H315, H319, H335, H351, H361	SD	C2 R2	P202, P280, P308+P313, P405
Kaliumantimon(III)-oxidtartrat (Brechweinstein)	EG-Nr. 234-293-3 CAS-Nr. 11071-15-1	GHS07 GHS09	Achtung	H302, H332, H411	ECHA		P273, P301+P312, P391
Kaliumbioxalat	EG-Nr. 204-874-6 CAS-Nr. 127-96-8	GHS07	Achtung	H302, H312	ECHA		P280, P301+P312, P302+P352
Kaliumbromat	EG-Nr. 231-829-8 CAS-Nr. 7758-01-2	GHS03 GHS06 GHS08	Gefahr	H271, H350, H301	CLP	C1B	P201, P210, P221a, P280, P308+P313, P405, P420
Kaliumbromat-Lösung 0.1N	EG-Nr. 231-829-8 CAS-Nr. 7758-01-2	GHS08	Gefahr	H350	SD	C1B	P201, P308+P313, P405
Kaliumcarbonat (Pottasche)	EG-Nr. 209-529-3 CAS-Nr. 584-08-7	GHS07	Achtung	H315, H319, H335	ECHA		P302+P352, P305+P351+P338, P405
Kaliumchlorat	EG-Nr. 223-289-7 CAS-Nr. 3811-04-9	GHS03 GHS07 GHS09	Gefahr	H271, H411, H302, H332	CLP		P210, P221a, P280, P273, P301+P312, P391, P420
Kaliumchromat	EG-Nr. 232-140-5 CAS-Nr. 7789-00-6	GHS07 GHS08 GHS09	Gefahr	H350i, H340, H319, H335, H315, H317, H410	CLP	C1B M1B	P201, P280, P273, P308+P313, P405

1 Apothekenübliche Gefahrstoffe

Farb-codierung BAK	Lagerung unter Ver-schluss	Abgabe – kinderge-sicherter Verschluss	Abgabe – tastbare Warn-zeichen	Verbote / Beschränkungen bei der Abgabe	Informations- / Dokumentations-pflichten	Lagerort L = Labor R = Rezeptur (ggf. ergänzen)	Lager-menge (ändern, falls ab-weichend)	Sicher-heitsda-tenblatt vorhanden
9	10	11	12	13	14	15	16	17
blau, gelb, orange			x			L	50 ml	
blau, orange			x			L	50 ml	
blau, orange			x			L	500 ml	
			x					
			x					
gelb, orange			x			L	50 g	
blau, gelb, orange			x					
blau, gelb, orange			x			L	1 g	
orange			x					
gelb			x					
rot	x	(x)	(x)	REACH / Verbot ChemVerbotsV	Info / Doku	L	50 g	
rot	x			REACH / (Verbot) ChemVerbotsV	Info / Doku	L		
blau, gelb, orange						L	50 g	
orange			x	Expl / Verbot bei > 40 % an Privat ChemVerbotsV	(Doku) Info			
rot	x			REACH / Verbot ChemVerbotsV	Info / Doku	L	50 g	

Stoffname	Produktidentifikator EG-Nummer CAS-Nummer	Piktogramm / e	Signalwort	H-Sätze	Quelle	CMR-Eigenschaften	P-Sätze Abgabe an private Endverbraucher: zusätzliche P-Sätze
1	2	3	4	5	6	7	8
Kaliumcyanid	EG-Nr. 205-792-3 CAS-Nr. 151-50-8	GHS06 GHS09	Gefahr	H310, H330, H300, H410, EUH032	ECHA		P273, P280, P301+P310, P302+P352, P304+P340, P310, P405
Kaliumdichromat	EG-Nr. 231-906-6 CAS-Nr. 7778-50-9	GHS03 GHS05 GHS06 GHS08 GHS09	Gefahr	H272, H350, H340, H360FD, H330, H301, H372, H312, H314, H334, H317, H410	CLP	C1B M1B R1B	P201, P210, P221a, P273, P280, P308+P313, P405
Kaliumdichromat-Lösung 0,1N	EG-Nr. 231-906-6 CAS-Nr. 7778-50-9	GHS08 GHS09	Gefahr	H350, H340, H411, H360FD	SD	C1B M1B R1B	P201, P273, P308+P313, P391, P405
Kaliumfluorid	EG-Nr. 232-151-5 CAS-Nr. 7789-23-3	GHS06	Gefahr	H301, H311, H331	CLP		P280, P301+P310, P302+P352, P304+P340, P405
Kaliumhexacyanoferrat(II) (gelbes Blutlaugensalz)	EG-Nr. 237-722-2 CAS-Nr. 13943-58-3	GHS09		H411	ECHA		P273, P391
Kaliumhydrogensulfat	EG-Nr. 231-594-1 CAS-Nr. 7646-93-7	GHS05 GHS07	Gefahr	H314, H335	CLP		P280, P301+P330+P331, P303+P361+P353, P305+P351+P338, P310, P405
Kaliumhydroxid ≥ 5 %	EG-Nr. 215-181-3 CAS-Nr. 1310-58-3	GHS05 GHS07	Gefahr	H302, H314 H290	ECHA		P280, P301+P330+P331, P303+P361+P353, P305+P351+P338, P390, P310, P405
Kaliumhydroxidlösung ≥ 2 % (Kalilauge) bis < 5 %	EG-Nr. 215-181-3 CAS-Nr. 1310-58-3	GHS05 GHS07	Gefahr	H302, H314, H290	ECHA		P280, P301+P312, P303+P361+P353, P305+P351+P338, P390, P405
Kaliumhydroxidlösung ≥ 0,5 % bis < 2 % (Kalilauge)	EG-Nr. 215-181-3 CAS-Nr. 1310-58-3	GHS07 GHS05	Achtung	H315, H319, H302, H290	ECHA		P264, P280, P302+P352, P305+P351+P338, P390, P362+P364
Kaliumjodat	EG-Nr. 231-831-9 CAS-Nr. 7758-05-6	GHS03 GHS07	Gefahr	H272, H302	ECHA		P210, P221, P280, P305+P351+P338, P370+P378
Kaliumnitrat	EG-Nr. 231-818-8 CAS-Nr. 7757-79-1	GHS03	Achtung	H272	ECHA		P210, P220, P280, P370+P378, P501
Kaliumoxalat	EG-Nr. 209-506-8 CAS-Nr. 583-52-8	GHS07	Achtung	H302, H312	ECHA		P280, P301+P312, P302+P352
Kaliumperchlorat	EG-Nr. 231-912-9 CAS-Nr. 7778-74-7	GHS03 GHS07	Gefahr	H271, H302	CLP		P210, P221a, P280, P301+P312, P306+P360, P370+P378, H420

Farb-codierung BAK	Lagerung unter Ver-schluss	Abgabe – kinderge-sicherter Verschluss	Abgabe – tastbare Warn-zeichen	Verbote / Beschränkungen bei der Abgabe	Informations- / Dokumentations-pflichten	Lagerort L = Labor R = Rezeptur (ggf. ergänzen)	Lager-menge (ändern, falls ab-weichend)	Sicher-heitsda-tenblatt vorhanden
9	10	11	12	13	14	15	16	17
gelb, orange	x	x	x	ChemVerbotsV	Info / Doku			
rot	x	(x)	(x)	REACH / Verbot ChemVerbotsV	Info / Doku	L	50 g	
rot	x			REACH / (Verbot) ChemVerbotsV	Info / Doku			
gelb, orange	x	x	x	ChemVerbotsV	Info / Doku			
						L	50 g	
blau, gelb, orange	x	x				L	50 g	
blau, gelb	x	x				L	50 g	
blau, gelb	x	x						
gelb, blau		x						
			x	ChemVerbotsV	Info			
				ExplT ChemVerbotsV	(Doku) Info	L	50 g	
gelb		x						
			x	Expl / Verbot > 40 % an Privat ChemVerbotsV	(Doku) Info			

Stoffname	Produktidentifikator EG-Nummer CAS-Nummer	Pikto- gramm / e	Signal- wort	H-Sätze	Quelle	CMR- Eigen- schaften	P-Sätze Abgabe an private Endverbraucher: zusätzliche P-Sätze
1	2	3	4	5	6	7	8
Kaliumpermanganat	EG-Nr. 231-760-3 CAS-Nr. 7722-64-7	GHS03 GHS07 GHS09	Gefahr	H272, H302, H410	CLP		P210, P221a, P273, P280, P301+P312, P391
Kaliumpermanganat- Lösung 0,1N (0,02 M)	EG-Nr. 231-760-3 CAS-Nr. 7722-64-7	GHS09		H411	SD		P273, P391
Kaliumsorbat	EG-Nr. 246-376-1 CAS-Nr. 24634-61-5	GHS07	Achtung	H319	CLP		P264, P280, P305+P351+P338, P337+P313
Kaliumthiocyanat (Kaliumrhodanid)	EG-Nr. 206-370-1 CAS-Nr. 333-20-0	GHS05 GHS07	Gefahr	H318, H302, H312, H332, H412, EUH032	ECHA		P273, P280, P301+P312, P304+P340, P312
Kanamycinsulfat	EG-Nr. 246-933-9 CAS-Nr. 25389-94-0	GHS08	Gefahr	H360	ECHA	R1B	P201, P202, P280, P308+P313, P405
Ketoconazol	EG-Nr. 265-667-4 CAS-Nr. 65277-42-1	GHS06 GHS08 GHS09	Gefahr	H360F, H301, H373, H410	CLP	R1B	P201, P273, P301+P310, P308+P313, P405
Khellin	EG-Nr. 201-392-8 CAS-Nr. 82-02-0	GHS06	Gefahr	H301, H315	ECHA		P280, P301+P310, P302+P352, P405
Kieselgur – Filtrierhilfsmittel	EG-Nr. 272-489-0 CAS-Nr. 68855-54-9	GHS08	Achtung	H373	ECHA		P260, P314
Kollodium 4 % (Nitrocellulose 4 %, Ether 60 %, Ethanol 36 %)	EG-Nr. 200-467-2 CAS-Nr. 60-29-7 (Diethylether) Gemisch	GHS02 GHS07	Gefahr	H224, H302, H336, EUH019, EUH066	CLP		P210, P240, P303+P361+P353, P308+P311, P403+P235, P405
Kolophonium	EG-Nr. 232-475-7 CAS-Nr. 8050-09-7	GHS07	Achtung	H317	CLP		P261, P280, P302+P352, P333+P313
Kongorot	EG-Nr. 209-358-4 CAS-Nr. 573-58-0	GHS08	Gefahr	H350, H361d	CLP	C1B R2	P201, P280, P308+P313, P405
Kreosot	EG-Nr. 232-419-1 CAS-Nr. 8021-39-4	GHS05 GHS06 GHS08	Gefahr	H301, H311, H332, H314, H317, H341, H412	ECHA	M2	P201, P280, P302+P352, P304+P340, P305+P351+P338, P405
Kresol	EG-Nr. 215-293-2 CAS-Nr. 1319-77-3	GHS05 GHS06	Gefahr	H301, H311, H314	CLP		P280, P301+P310, P303+P361+P353, P305+P351+P338, P405
Kristallviolett	EG-Nr. 208-953-6 CAS-Nr. 548-62-9	GHS05 GHS07 GHS08 GHS09	Gefahr	H351, H302, H318, H410	CLP	C2	P201, P273, P280, P305+P351+P338, P308+P313, P405
Kümmelöl (Oleum Carvi)	EG-Nr. 288-921-6 CAS-Nr. 85940-31-4	GHS02 GHS08 GHS09 GHS07	Gefahr	H304, H226, H410, H302, H315, H317	ECHA		P210, P273, P280, P301+P312, P303+P361+P353, P333+P313, P405
Kupfer(I)-chlorid	EG-Nr. 231-842-9 CAS-Nr. 7758-89-6	GHS07 GHS09	Achtung	H302, H400, H410	CLP		P273, P301+P312, P391

Farb-codierung BAK	Lagerung unter Ver-schluss	Abgabe – kinderge-sicherter Verschluss	Abgabe – tastbare Warn-zeichen	Verbote / Beschränkungen bei der Abgabe	Informations- / Dokumentations-pflichten	Lagerort L = Labor R = Rezeptur (ggf. ergänzen)	Lager-menge (ändern, falls ab-weichend)	Sicher-heitsda-tenblatt vorhanden
9	10	11	12	13	14	15	16	17
			x	GÜG 2B >100 kg ChemVerbotsV	Doku / EVE Info	L	50 g	
						L		
blau								
gelb, orange, blau			x			L	50 g	
rot				Rx / Verbot REACH / (Verbot) ChemVerbotsV	Info / Doku			
rot	x	(x)	(x)	Rx / Verbot REACH / Verbot ChemVerbotsV	Info / Doku			
gelb	x	x	x	ChemVerbotsV	Info / Doku			
gelb, orange			(x)			L	50 g	
gelb, orange			x	GÜG 3 ChemVerbotsV	(Doku) Info			
gelb								
rot	x		(x)	REACH / Verbot ChemVerbotsV	Info / Doku	L	1 g	
blau, gelb, orange	x	(x)	(x)	Rx / Verbot REACH / Verbot ChemVerbotsV	Info / Doku			
blau, gelb	x	x	x	ChemVerbotsV	Info / Doku			
blau, gelb, orange			x			L	2 g	
gelb, orange		x	x					
			x					

Stoffname	Produktidentifikator EG-Nummer CAS-Nummer	Pikto- gramm / e	Signal- wort	H-Sätze	Quelle	CMR- Eigen- schaften	P-Sätze Abgabe an private Endverbraucher: zusätzliche P-Sätze
1	2	3	4	5	6	7	8
Kupfer(II)-chlorid	EG-Nr. 231-210-2 CAS-Nr- 7447-39-4	GHS05 GHS07 GHS09	Gefahr	H302, H312, H315, H318, H319, H400, H411	ECHA		P273, P280, P301+P312, P305+P351+P338, P332+P313, P391
Kupfer(II)-nitrat	EG-Nr. 221-838-5 CAS-Nr. 3251-23-8	GHS06 GHS07 GHS09	Gefahr	H301, H315, H319, H400	ECHA		P273, P280, P301+P310, P305+P351+P338, P331, P337+P313, P405
Kupfer(II)-sulfat	EG-Nr. 231-847-6 CAS-NR. 7758-98-7 CAS-Nr. 7758-99-8 (Pentahydrat)	GHS07 GHS05 GHS09	Gefahr	H302, H318, H410	CLP (9.ATP)		P273, P280, P301+P312, P305+P351+P338, P391
Lanthannitrat	EG-Nr. 233-238-0 CAS-Nr. 10099-59-9	GHS03 GHS05	Gefahr	H272, H318	ECHA		P210, P280, P305+P351+P338, P310
Latschenkiefernöl (Oleum Pini pumilionis)	Gemisch	GHS02 GHS07 GHS08 GHS09	Gefahr	H226, H304, H315, H317, H319, H410	SD		P301, P310, P352; P305; P351
Lavendelöl (Oleum Lavandulae)	EG-Nr. 307-508-4 CAS-Nr. 97660-01-0	GHS08 GHS07	Gefahr	H304, H315, H317, H412	SD		P261, P280, P301+P310, P321, P405
Levonorgestrel	EG-Nr. 212-349-8 CAS-Nr. 797-63-7	GHS07 GHS08	Gefahr	H351, H360, H312, H332	ECHA TRGS905	C2 R1A	P201, P280, P302+P352, P308+P313, P405
Lidocainhydrochlorid	EG-Nr. 200-803-8 CAS-Nr. 73-78-9	GHS06	Achtung	H302	ECHA		P264, P270, P301+P312, P330
Linalool / (R/S)-3,7-Di- methyl-1,6-octadien-3-ol	EG-Nr. 201-134-4 CAS-Nr. 78-70-6	GHS07	Achtung	H317	CLP		P261, P280, P302+P352, P332+P313, P362+P364, P501
Linalylacetat (1,5 Dimethyl- 1-vinyl-4-hexenylacetat)	EG-Nr. 204-116-4 CAS-Nr. 115-95-7	GHS07	Achtung	H315, H319	ECHA		P264, P280, P302+P352, P332+P313, P362+P364
Macrogol-4-laurylether (Mulsifan CPA)	EG-Nr. 226-097-1 CAS-Nr. 5274-68-0	GHS07	Achtung	H315, H319	ECHA		P264, P280, P302+P352, P332+P313, P362+P364
Magnesiumnitrat Hexahydrat	EG-Nr. 603-823-9 CAS-Nr. 13446-18-9	GHS03	Achtung	H272	ECHA		P210, P220, P280, P370+P378, P501
Magnesium-Pulver	EG-Nr. 231-104-6 CAS-Nr. 7439-95-4	GHS02	Gefahr	H250, H260	CLP		P210, P223, P231+P232, P302+P335+P334, P370+P378b, P402+P404
Majoranöl (Oleum Majoranae)	EG-Nr. 282-004-4 CAS-Nr. 84082-58-6	GHS02 GHS05 GHS07 GHS08 GHS09	Gefahr	H226, H302, H304, H314, H317, H411	ECHA		P273, P280, P301+P312, P331, P333+P313, P405

1 Apothekenübliche Gefahrstoffe

Farb-codierung BAK	Lagerung unter Ver-schluss	Abgabe – kinderge-sicherter Verschluss	Abgabe – tastbare Warn-zeichen	Verbote / Beschränkungen bei der Abgabe	Informations- / Dokumentations-pflichten	Lagerort L = Labor R = Rezeptur (ggf. ergänzen)	Lager-menge (ändern, falls ab-weichend)	Sicher-heitsda-tenblatt vorhanden
9	10	11	12	13	14	15	16	17
blau, gelb			x					
blau, gelb	x	x	x	ChemVerbotsV	Info / Doku	L	10 g	
blau			x			L	50 g	
blau				ChemVerbotsV	Info	L	5 g	
blau, gelb, orange	x	x						
gelb, orange	x	x						
rot			(x)	Rx / Verbot REACH / (Verbot) ChemVerbotsV	Info / Doku			
blau, gelb, orange			x	ChemVerbotsV	Info / Doku			
gelb						L	5 ml	
blau, gelb						L	5 ml	
blau, gelb								
				ExplT ChemVerbotsV	(Doku) Info			
				ExplT	(Doku)	L	10 g	
blau, gelb, orange	x		x					

Stoffname	Produktidentifikator EG-Nummer CAS-Nummer	Pikto-gramm / e	Signal-wort	H-Sätze	Quelle	CMR-Eigen-schaften	P-Sätze Abgabe an private Endverbraucher: zusätzliche P-Sätze
1	2	3	4	5	6	7	8
Malachitgrün (Malachitgrünoxalat)	EG-Nr. 219-441-7 CAS-Nr. 2437-29-8	GHS05 GHS07 GHS08 GHS09	Gefahr	H361d, H302, H318, H410	ECHA	R2	P273, P280, P301+P312, P305+P351+P338, P405
Mangan(II)-sulfat	EG-Nr. 232-089-9 CAS-Nr. 7785-87-7	GHS08 GHS09	Achtung	H373, H411	CLP		P260, P273, P314, P391
Menthol	EG-Nr. 218-690-9 CAS-Nr. 2216-51-5	GHS07	Achtung	H315, H319	ECHA		P264, P280, P305+P351+P338, P337+P313
Mepivacainhydrochlorid	EG-Nr. 217-023-9 CAS-Nr. 1722-62-9	GHS06	Gefahr	H301	ECHA		P264, P270, P301+P310, P321, P330, P405
Mesterolon	EG-Nr. 215-836-3 CAS-Nr. 1424-00-6	GHS07	Achtung	H302, H312, H332	ECHA		P280, P302+P352, P304+P340
Mestranol	EG-Nr. 200-777-8 CAS-Nr. 72-33-3	GHS08	Gefahr	H351, H360, H362	ECHA TRGS905	C2 R1A	P201, P260, P263, P264, P280, P308+P313, P405
Metaldehyd	EG-Nr. 203-600-2 CAS-Nr. 108-62-3	GHS02 GHS07	Achtung	H228, H302	CLP		P210, P280, P301+P312, P370+P378
Metanilgelb	EG-Nr. 209-608-2 CAS-Nr. 587-98-4	GHS05 GHS09	Gefahr	H318, H411	ECHA		P273, P280, P305+P351+P338, P310, P391
Methadonhydrochlorid	EG-Nr. 214-140-7 CAS-Nr. 1095-90-5	GHS06 GHS08	Gefahr	H300, H311, H317, H331, H334, H341, H361	ECHA	M2 R2	P202, P261, P264a, P280, P301+P310, P405
Methanol	EG-Nr. 200-659-6 CAS-Nr. 67-56-1	GHS02 GHS06 GHS08	Gefahr	H225, H311, H301, H331, H370	CLP		P210, P233, P280, P302+P352, P308+P311, P405
Methenamin (Hexamethylentetramin)	EG-Nr. 202-905-8 CAS-Nr. 100-97-0	GHS02 GHS07	Achtung	H228, H317	CLP		P210, P261, P280, P302+P352, P333+P313
Methotrexat	EG-Nr. 200-413-8 CAS-Nr. 59-05-2	GHS06 GHS08	Gefahr	H301, H315, H319, H340, H360	ECHA	M1B R1B	P201, P280, P301+P310, P305+P351+P338, P308+P313, P405
Methoxsalen	EG-Nr. 206-066-9 CAS-Nr. 298-81-7	GHS07	Achtung	H302, H317	ECHA		P261, P280, P302+P352, P333+P313
Methylenbisdimethyl-anilin	EG-Nr. 202-959-2 CAS-Nr. 101-61-1	GHS08 GHS09	Gefahr	H350, H410	CLP	C1B	P201, P280, P308+P313, P405
Methylenblau	EG-Nr. 200-515-2 CAS-Nr. 61-73-4	GHS07	Achtung	H302	ECHA		P264, P270, P301+P312, P330
Methylnicotinat	EG-Nr. 202-261-8 CAS-Nr. 93-60-7	GHS07	Achtung	H315, H319	ECHA		P264, P280, P302+P352, P305+P351+P338, P332+P313
Methylorange	EG-Nr. 208-925-3 CAS-Nr. 547-58-0	GHS06	Gefahr	H301	ECHA		P264, P270, P301+P310, P321, P330, P405

1 Apothekenübliche Gefahrstoffe

Farb-codierung BAK	Lagerung unter Ver-schluss	Abgabe – kinderge-sicherter Verschluss	Abgabe – tastbare Warn-zeichen	Verbote / Beschränkungen bei der Abgabe	Informations- / Dokumentations-pflichten	Lagerort L = Labor R = Rezeptur (ggf. ergänzen)	Lager-menge (ändern, falls ab-weichend)	Sicher-heitsda-tenblatt vorhanden
9	10	11	12	13	14	15	16	17
blau, gelb, orange			x					
gelb, orange			x			L	25 g	
blau, gelb						L	5 g	
	x			Rx / Verbot ChemVerbotsV	Info / Doku			
gelb, orange			(x)	Rx / Verbot				
rot			(x)	Rx / Verbot REACH / (Verbot) ChemVerbotsV	Info / Doku			
			x					
blau						L	10 g	
gelb, orange	x			BTM / Verbot				
gelb, orange	x	x	x	ChemVerbotsV	Info / Doku	L	250 ml	
gelb			x	ExplT	(Doku)	L	30 g	
rot	x	(x)	(x)	Rx / Verbot REACH / (Verbot) ChemVerbotsV	Info / Doku			
gelb			(x)	Rx / Verbot				
rot	x			REACH / Verbot ChemVerbotsV	Info / Doku	L	10 g	
			x			L	10 g	
blau, gelb								
	x	x	x	ChemVerbotsV	Info / Doku	L	10 g	

Stoffname	Produktidentifikator EG-Nummer CAS-Nummer	Pikto- gramm / e	Signal- wort	H-Sätze	Quelle	CMR- Eigen- schaften	P-Sätze Abgabe an private Endverbraucher: zusätzliche P-Sätze
1	2	3	4	5	6	7	8
Methylprednisolon	EG-Nr. 201-476-4 CAS-Nr. 83-43-2	GHS08	Gefahr	H360Df, H372	ECHA	R1A	P201, P280, P308+P313, P405
Methylrosaniliniumchlo- rid (siehe Kristallviolett)							
Methylsalicylat	EG-Nr. 204-317-7 CAS-Nr. 119-36-8	GHS07	Achtung	H302	ECHA		P264, P270, P301+P312, P330
Methylviolett (Pyoktanin) (Gentianaviolett)	EG-Nr. 208-953-6 CAS-Nr. 548-62-9	GHS05 GHS07 GHS08 GHS09	Gefahr	H351, H318, H302, H410	CLP	C2	P202, P280, P273, P305+P351+P338, P308+P313, P405
Metronidazol	EG-Nr. 207-136-1 CAs-Nr. 443-48-1	GHS08	Gefahr	H341, H350; H373	ECHA	C1B M2	P202, P280, P308+P313, P314, P405
Miconazolnitrat	EG-Nr. 245-256-6 CAS-Nr. 22832-87-7	GHS07	Achtung	H302, H317	ECHA		P261, P264a, P280, P305+P351+P338, P333+P313
Midazolamhydrochlorid	EG-Nr. 261-776-6 CAS-Nr. 59467-96-8	GHS07 GHS08	Achtung	H302, H336, H361, H362	ECHA	R2	P280, P301+P312, P308+P313, P405
Milchsäure (Acidum lacticum)	EG-Nr. 209-954-4 CAS-Nr. 598-82-3	GHS05	Gefahr	H318, H315	ECHA		P280, P302+P352, P305+P351+P338, P332+P313
Minoxidil	EG-Nr. 253-874-2 CAS-Nr. 38304-91-5	GHS07	Achtung	H315, H319, H335, H302	ECHA		P264, P280, P305+P351+P338, P405
Minzöl (Oleum Menthae)	EG-Nr. 290-058-5 CAS-Nr. 90063-97-1	GHS07 GHS09	Achtung	H302, H315, H317,H319, H411	ECHA		P273, P280, P302+P352, P333+P313, P391
Mitoxantronhydrochlorid	EG-Nr. 274-619-1 CAS-Nr. 0476-82-3	GHS08	Gefahr	H340, H360	ECHA	M1B R1B	P201, P280, P308+P313, P405
Molybdatophosphor- säure	EG-Nr. 234-713-5 CAS-Nr. 12026-57-2	GHS05	Gefahr	H314	ECHA		P280, P303+P361+P353, P304+P340, P305+P351+P338, P405
Mometasonfuroat	EG-Nr. 617-501-0 CAS-Nr. 83919-23-7	GHS08 GHS09	Gefahr	H360, H373, H410	ECHA	R1B	P201, P260, P280, P405, P501
Mometasonfuroat Monohydrat	EG-Nr. 685-620-5 CAS-Nr. 141646-00-6	GHS06 GHS08 GHS09	Gefahr	H331, H360, H373, H410	ECHA	R1B	P260, P304+P340, P403+P233, P405, P201, P280, P501
Morphinhydrochlorid	EG-Nr. 200-136-2 CAS-Nr. 52-26-6	GHS06 GHS08	Gefahr	H301, H331, H317, H334, H361, H362	ECHA	R2	P202, P261, P263, P264a, P280, P301+P310, P405
Morphinsulfat	EG-Nr. 200-582-8 CAS-Nr. 64-31-3	GHS06 GHS08	Gefahr	H301, H331, H317, H334, H361, H362	ECHA	R2	P202, P261, P263, P264a, P280, P301+P310, P405
Myrrhentinktur	EG-Nr. 200-578-6 CAS-Nr. 64-17-5 (Ethanol)	GHS02	Gefahr	H225	CLP		P210, P233, P280, P303+P361+P353, P403+P235

1 Apothekenübliche Gefahrstoffe

Farb-codierung BAK	Lagerung unter Ver-schluss	Abgabe – kinderge-sicherter Verschluss	Abgabe – tastbare Warn-zeichen	Verbote / Beschränkungen bei der Abgabe	Informations- / Dokumentations-pflichten	Lagerort L = Labor R = Rezeptur (ggf. ergänzen)	Lager-menge (ändern, falls ab-weichend)	Sicher-heitsda-tenblatt vorhanden
9	10	11	12	13	14	15	16	17
rot	x	(x)	(x)	Rx / Verbot REACH / (Verbot) ChemVerbotsV	Info / Doku			
			x					
blau, gelb, orange			x					
rot	x		(x)	Rx / Verbot REACH / (Verbot) ChemVerbotsV	Info / Doku			
gelb			(x)	Rx / Verbot				
gelb, orange			(x)	BTM / Verbot				
blau, gelb								
blau, gelb, orange			(x)	Rx / Verbot				
gelb, blau			x					
rot	x			Rx / Verbot REACH / (Verbot) ChemVerbotsV	Info / Doku			
blau, gelb		x	x			L	10 g	
rot	x	x	x	Rx/Verbot REACH/(Verbot) ChemVerbotsV	Info/Doku			
rot	x	x	x	Rx/Verbot REACH/(Verbot) ChemVerbotsV	Info/Doku			
gelb, orange	x			BTM / Verbot				
gelb, orange	x			BTM / Verbot				
			x					

Stoffname	Produktidentifikator EG-Nummer CAS-Nummer	Pikto-gramm/e	Signal-wort	H-Sätze	Quelle	CMR-Eigen-schaften	P-Sätze Abgabe an private Endverbraucher: zusätzliche P-Sätze
1	2	3	4	5	6	7	8
Naphthalin	EG-Nr. 202-049-5 CAS-Nr. 91-20-3	GHS07 GHS08 GHS09	Achtung	H351, H302, H410	CLP	C2	P201, P273, P280, P301+P312, P308+P313, P405
Naphthol (2-Naphthol)	EG-Nr. 205-182-7 CAS-Nr. 135-19-3	GHS07 GHS09	Achtung	H302, H332, H400	CLP		P264, P273, P301+P312, P304+P340
Naphthylethylen-diamindihydrochlorid	EG-Nr. 215-981-2 CAS-Nr. 1465-25-4	GHS07	Achtung	H315, H319, H335	ECHA		P280, P302+P352, P305+P351+P338, P332+P313, P405
Naproxen	EG-Nr. 244-838-7 CAS-Nr. 22204-53-1	GHS07	Achtung	H302, H319, H335, H412	ECHA		P261, P280, P301+P310, P305+P351+P338, P405
Natriumcarbonat wasserfrei (Soda)	EG-Nr. 207-838-8 CAS-Nr. 497-19-8	GHS07	Achtung	H319	CLP		P264, P280, P305+P351+P338, P337+P313
Natriumchlorat	EG-Nr. 231-887-4 CAS-Nr. 7775-09-9	GHS03 GHS07 GHS09	Gefahr	H271, H302, H411	CLP		P210, P221, P280, P273, P301+P312, P370+P378, P420
Natriumcromoglicat	EG-Nr. 239-926-7 CAS-Nr. 15826-37-6	GHS07	Gefahr	H315, H319, H335	ECHA		P261, P280, P305+P351+P338, P337+P313, P405
Natriumdichromat-Dihydrat	EG-Nr. 234-190-3 CAS-Nr. 7789-12-0	GHS03 GHS05 GHS06 GHS08 GHS09	Gefahr	H272, H350, H340, H360FD, H330, H301, H372, H312, H314, H334, H317, H410	CLP	C1B M1B R1B	P201, P221a, P273, P280, P308+P313, P405
Natriumdiethyldithio-carbamat	EG-Nr. 205-710-6 CAS-Nr. 148-18-5	GHS07	Achtung	H302	ECHA		P270, P264, P330, P301+P312
Natriumdisulfit (Natriumpyrosufit)	EG-Nr. 231-673-0 CAS-NR. 7681-57-4	GHS05 GHS07	Gefahr	H302, H318, EUH031	CLP		P280, P301+P312, P305+P351+P338
Natriumdodecylsulfat	EG-Nr. 205-788-1 CAS-Nr. 151-21-3	GHS05 GHS07	Gefahr	H302, H315, H318, H412	ECHA		P210, P280, P302+P352, P305+P351+P338, P310, P405
Natriumfluorid	EG-Nr. 231-667-8 CAS-Nr. 7681-49-4	GHS06	Gefahr	H301, H319, H315, EUH032	CLP		P280, P301+P310, P302+P352, P305+P351+P338, P337+P313, P405
Natriumhexanitroco-baltat (III)	EG-Nr. 237-077-7 CAS-Nr. 13600-98-1	GHS03 GHS07 GHS08	Gefahr	H272, H315, H351, H317, H319, H334, H335	ECHA	C2	P210, P280, P302+P352, P308+P313, P405
Natriumhydrogensulfat	EG-Nr. 231-665-7 CAS-Nr. 7681-38-1	GHS05	Gefahr	H318	CLP		P280, P305+P351+P338, P310

1 Apothekenübliche Gefahrstoffe

Farb-codierung BAK	Lagerung unter Ver-schluss	Abgabe – kindergesicherter Verschluss	Abgabe – tastbare Warnzeichen	Verbote / Beschränkungen bei der Abgabe	Informations- / Dokumentationspflichten	Lagerort L = Labor R = Rezeptur (ggf. ergänzen)	Lagermenge (ändern, falls abweichend)	Sicherheitsdatenblatt vorhanden
9	10	11	12	13	14	15	16	17
gelb, orange			x					
orange			x			L	20 g	
blau, gelb, orange						L	3 g	
blau, orange			x	Rx / Verbot				
blau						L	40 g	
			x	Expl / Verbot >40 % an Privat ChemVerbotsV	(Doku) Info			
gelb, blau, orange								
rot	x	(x)	(x)	REACH / Verbot ChemVerbotsV	Info / Doku			
			x			L	1 g	
blau, orange			x			L	50 g	
blau, gelb,			x			L	20 g	
blau, gelb, orange	x	x	x	ChemVerbotsV	Info / Doku	L	10 g	
blau, gelb, orange			x	ChemVerbotsV	Info	L	10 g	
blau								

Stoffname	Produktidentifikator EG-Nummer CAS-Nummer	Piktogramm / e	Signalwort	H-Sätze	Quelle	CMR-Eigenschaften	P-Sätze Abgabe an private Endverbraucher: zusätzliche P-Sätze
1	2	3	4	5	6	7	8
Natriumhydroxid ≥ 5 %	EG-Nr. 215-185-5 CAS-Nr. 1310-73-2	GHS05	Gefahr	H314 H290	ECHA		P280, P301+P330+P331, P305+P351+P338, P303+P361+P353, P390, P405
Natriumhydroxidlösung (Natronlauge) ≥ 2 % bis < 5 %	EG-Nr. 215-185-5 CAS-Nr. 1310-73-2	GHS05	Gefahr	H314 H290	ECHA		P280, P301+P330+P331, P305+P351+P338, P303+P361+P353, P390, P405
Natriumhydroxid-Lösung 1N (= 1 mol / l)	EG-Nr. 215-185-5 CAS-Nr. 1310-73-2	GHS05	Gefahr	H314 H290	ECHA		P280, P301+P330+P331, P305+P351+P338, P303+P361+P353, P390, P405
Natriumhydroxidlösung (Natronlauge) ≥ 0,5 % bis < 2 %	EG-Nr. 215-185-5 CAS-Nr. 1310-73-2	GHS07 GHS05	Achtung	H315, H319, H290	ECHA		P280, P302+P352, P332+P313, P305+P351+P338, P390
Natriumhypochloritlösung (Aktivchlor > 5 %)	EG-Nr. 231-668-3 CAS-Nr. 7681-52-9	GHS05 GHS09	Gefahr	H314, H410, EUH031	CLP		P273, P280, P301+P330+P331, P305+P351+P338, P310, P405
Natriumnitrat	EG-Nr. 231-554-3 CAS-Nr. 7631-99-4	GHS03 GHS07	Achtung	H272, H319	ECHA		P220, P264, P280, P305+P351+P338, P337+P313
Natriumnitrit	EG-Nr. 231-555-9 CAS-Nr. 7632-00-0	GHS03 GHS06 GHS09	Gefahr	H272, H301, H400	CLP		P221, P273, P280, P301+P310, P405
Natriumpentacyanonitrosylferrat(II)	EG-Nr. 238-373-9 CAS-Nr. 14402-89-2	GHS06	Gefahr	H301	ECHA		P264, P301+P310, P321, P330, P405
Natriumperchlorat	EG-Nr. 231-511-9 CAS-Nr. 7601-89-0	GHS03 GHS07	Gefahr	H271, H302	CLP		P221a, P280, P301+P312, P370+P378, P420
Natriumperjodat	EG-Nr. 232-197-6 CAS-Nr. 7790-28-5	GHS03 GHS07	Gefahr	H272, H302, H315, H319, H335	ECHA		P210, P220, P280, P305+P351+P338, P370+P378, P405
Natriumsalicylat	EG-Nr. 200-198-0 CAs-Nr. 54-21-7	GHS07	Achtung	H302, H319	ECHA		P280, P301+P312, P305+P351+P338, P337+P313
Natriumsulfid	EG-Nr. 215-211-5 CAS-Nr. 1313-82-2	GHS05 GHS06 GHS09	Gefahr	H311, H302, H314, H400	CLP		P273, P280, P304+P340, P305+P351+P338, P310, P405
Natriumtetraborat -Decahydrat, Borax	EG-Nr. 603-411-9 CAS-Nr. 1303-96-4	GHS08	Gefahr	H360FD	CLP	R1B	P201, P202, P280, P308+P313, P405, P501
Natriumtetraphenylborat	EG-Nr. 205-605-5 CAS-Nr. 143-66-8	GHS06	Gefahr	H301, H315, H319	ECHA		P270, P301+P310, P330, P332+P313, P405

1 Apothekenübliche Gefahrstoffe

Farb-codierung BAK	Lagerung unter Verschluss	Abgabe – kindergesicherter Verschluss	Abgabe – tastbare Warnzeichen	Verbote / Beschränkungen bei der Abgabe	Informations- / Dokumentations-pflichten	Lagerort L = Labor R = Rezeptur (ggf. ergänzen)	Lagermenge (ändern, falls abweichend)	Sicherheitsdatenblatt vorhanden
9	10	11	12	13	14	15	16	17
blau, gelb		x	x			L	50 g	
blau, gelb		x	x					
blau, gelb		x	x			L		
blau, gelb								
blau, gelb, orange		x	x					
blau				ExplT ChemVerbotsV	(Doku) Info / Doku			
	x	x	x	ChemVerbotsV	Info / Doku	L	40 g	
	x	x	x	ChemVerbotsV	Info / Doku	L	25 g	
			x	Expl / Verbot >40 % an Privat ChemVerbotsV	(Doku) Info			
gelb, blau, orange			x	ChemVerbotsV	Info	L	10 g	
blau			x					
blau, gelb	x	x	x	ChemVerbotsV	Info / Doku	L	40 g	
rot				REACH/Verbot ChemVerbotsV	Info/Doku	L	40 g	
gelb, blau	x	x	x	ChemVerbotsV	Info / Doku	L	1 g	

Stoffname	Produktidentifikator EG-Nummer CAS-Nummer	Pikto-gramm / e	Signal-wort	H-Sätze	Quelle	CMR-Eigen-schaften	P-Sätze Abgabe an private Endverbraucher: zusätzliche P-Sätze
1	2	3	4	5	6	7	8
Nelkenöl (Oleum Caryophylli, Eugenol)	EG-Nr. 202-589-1 CAS-Nr. 97-53-0	GHS07	Achtung	H317, H319	ECHA		P280, P305+P351+P338, P337+P313
Neomycinsulfat	EG-Nr. 215-773-1 CAS-Nr. 1405-10-3	GHS07 GHS08	Gefahr	H317, H334, H361, H412	ECHA	R2	P280, P305+P351+P338, P333+P313, P405
Neostigminbromid	EG-Nr. 204-054-8 CAS-Nr. 114-80-7	GHS06 GHS08	Gefahr	H310, H330, H300, H335, H334, H315, H317, H319	ECHA		P260, P264, P280, P284, P302, P305+P351+P338, P405
Neutralrot	EG-Nr. 209-035-8 CAS-Nr. 553-24-2	GHS07	Achtung	H315, H319, H335	ECHA		P280, P302+P352, P312, P337+P313, P405
Nickel(II)-sulfat	EG-Nr. 232-104-9 CAS-Nr. 7786-81-4	GHS07 GHS08 GHS09	Gefahr	H302, H315, H317, H332, H334, H341, H372, H410, H350i, H360D	CLP	C1A R1B M2	P201, P273, P280, P308+P313, P342+P311, P405
Nicotin, Nicotinum	EG-Nr. 200-193-3 CAS-Nr. 54-11-5	GHS06 GHS09	Gefahr	H300, H310, H330, H411	CLP		P264, P270, P301+P310, P405, P302+P352, P361+P364, P405, P501
Nicotinsäure	EG-Nr. 200-441-0 CAS-Nr. 59-67-6	GHS07	Achtung	H319	ECHA		P264, P280, P305+P351+P338, P337+P313
Nicotinsäureamid (Niacinamid)	EG-Nr. 202-713-4 CAS-Nr. 98-92-0	GHS07	Achtung	H319	ECHA		P264, P280, P305+P351+P338, P337+P313
Ninhydrin	EG-Nr. 207-618-1 CAS-Nr. 485-47-2	GHS07	Achtung	H302, H315, H319, H335	ECHA		P280, P301+P312, P302+P352, P305+P351+P338, P405
Nitrobenzol	EG-Nr. 202-716-0 CAS-Nr. 98-95-3	GHS06 GHS08	Gefahr	H351, H360F, H311, H301, H331, H372, H412	CLP	C2 R1B	P201, P273, P280, P308+P313, P405
Nitrobenzoylchlorid	EG-Nr. 204-517-4 CAS-Nr. 122-04-3	GHS05	Gefahr	H314	ECHA		P280, P301+330+331, P305+P351+P338, P310, P405
Nitromethan	EG-Nr. 200-876-6 CAS-Nr. 75-52-5	GHS02 GHS07	Achtung	H226, H302	CLP		P210, P264, P501
Nitrosodimethylanilin	EG-Nr. 205-343-1 CAS-Nr. 138-89-6	GHS06 GHS02	Gefahr	H251, H301, H315, H317, H319, H335	ECHA		P261, P280, P301+P310, P302+P352, P405, P420
Norephedrinhydrochlorid	EG-Nr. 205-826-7 CAS-Nr. 154-41-6	GHS07	Achtung	H302	ECHA		P264, P270, P301+P312, P330

1 Apothekenübliche Gefahrstoffe

Farbcodierung BAK	Lagerung unter Verschluss	Abgabe – kindergesicherter Verschluss	Abgabe – tastbare Warnzeichen	Verbote / Beschränkungen bei der Abgabe	Informations- / Dokumentationspflichten	Lagerort L = Labor R = Rezeptur (ggf. ergänzen)	Lagermenge (ändern, falls abweichend)	Sicherheitsdatenblatt vorhanden
9	10	11	12	13	14	15	16	17
gelb, blau								
gelb, orange			(x)	Rx / Verbot				
blau, gelb, orange	x	(x)	(x)	Rx / Verbot ChemVerbotsV	Info / Doku			
blau, gelb, orange								
rot	x	(x)	(x)	REACH / Verbot ChemVerbotsV	Info / Doku			
gelb, orange	x	x	x	Rx/Verbot				
blau								
blau								
blau, gelb, orange			x			L	10 g	
rot	x	(x)	(x)	REACH / Verbot ChemVerbotsV	Info / Doku	L	50 ml	
blau, gelb		x	x			L	10 g	
			x	Expl/Verbot bei >30%	(Doku)			
gelb, orange, blau	x	x	x	ChemVerbotsV	Info / Doku			
			x	GÜG 1 / Verbot	Doku / EVE			

Stoffname	Produktidentifikator EG-Nummer CAS-Nummer	Piktogramm / e	Signalwort	H-Sätze	Quelle	CMR-Eigenschaften	P-Sätze Abgabe an private Endverbraucher: zusätzliche P-Sätze
1	2	3	4	5	6	7	8
Norethisteronacetat	EG-Nr. 200-132-0 CAS-Nr. 51-98-9	GHS08 GHS09	Gefahr	H360FD, H362, H351, H410	ECHA TRGS905	C2 R1A	P201, P263, P273, P280, P308+P313, P405
Norgestrel (Levonorgestrel)	EG-Nr. 212-349-8 CAS-Nr. 797-63-7	GHS07 GHS08	Gefahr	H312, H332, H351, H360	ECHA TRGS905	C2 R1A	P202, P280, P302+P352, P308+P313, P405
Oseltamivirphosphat	CAS-Nr. 204255-11-8	GHS07	Achtung	H317, H319, H412	ECHA		P280, P273, P302+P352, P305+P351+P338, P333+P313
Osmium(VIII)-oxid-Lösung (2,5g / l)	EG-Nr. 244-058-7 CAS-Nr. 20816-12-0	GHS07	Achtung	H302, H312	CLP		P280, P301+P312, P302+P352
Oxalsäure	EG-Nr. 205-634-3 CAS-Nr. 144-62-7	GHS07	Achtung	H302, H312	CLP		P280, P301+P312, P302+P352
Oxalsäure Dihydrat	EG-Nr. 612-167-2 CAS-Nr. 6153-56-6	GHS07	Achtung	H302, H312	ECHA		P280, P301+P312, P302+P352, P501
Oxycodonhydrochlorid	EG-Nr. 204-717-1 CAS-Nr. 124-90-3	GHS07 GHS08	Gefahr	H302, H317, H334	ECHA		P260, P302+P352, P342+P311
Oxytetracyclinhydrochlorid	EG-Nr. 218-161-2 CAS-Nr. 2058-46-0	GHS08	Achtung	H361	ECHA	R2	P202, P280, P308+P313, P405
Paclitaxel	EG-Nr. 608-826-9 CAS-Nr. 33069-62-4	GHS05 GHS07 GHS08	Gefahr	H315, H317, H318, H335, H361, H413	ECHA	R2	P201, P280, P308+P313, P405
Pankreatin	EG-Nr. 232-468-9 CAS-Nr. 8049-47-6	GHS07 GHS08	Gefahr	H315, H319, H334	ECHA		P280, P302+P352, P304+P341, P305+P351+P338, P342+311
Papaverin	EG-Nr. 200-397-2 CAS-Nr. 58-74-2	GHS07	Achtung	H302	CLP		P264, P301+P312
Papaverinhydrochlorid	EG-Nr. 200-502-1 CAS-Nr. 61-25-6	GHS07	Achtung	H302	CLP		P264, P301+P312
Paracetamol	EG-Nr. 203-157-5 CAS-Nr. 103-90-2	GHS07	Achtung	H302, H412	ECHA		P264, P273, P301+P312
Paraformaldehyd	EG-Nr. 200-001-8 CAS-Nr. 50-00-0	GHS05 GHS06 GHS08	Gefahr	H301, H311, H331, H314, H317, H341, H350	CLP	C1B M2	P202, P280, P302+P352, P304+P340P, 305+P351+P338, P308+P313, P405
Pepsin	EG-Nr. 232-629-3 CAS-Nr. 9001-75-6	GHS08 GHS07	Gefahr	H319, H335, H315, H334	CLP		P280, P302+P352, P305+P351+P338, P332+P313, P342+P311, P405
Perchlorethylen (Tetrachlorethylen)	EG-Nr. 204-825-9 CAS-Nr. 127-18-4	GHS08 GHS09	Achtung	H351, H411	CLP	C2	P201, P273, P280, P308+P313, P405
Perchlorsäure 0.1N in Essigsäure	EG-Nr. 200-580-7 (Essigsäure) CAS-Nr. 64-19-7	GHS02 GHS05	Gefahr	H226, H314	CLP		P210, P280, P301+P330+P331, P305+P351+P338, P304+P341, P310, P405
Perubalsam	EG-Nr. 232-352-8 CAS-Nr. 8007-00-9	GHS07 GHS09	Achtung	H302, H317, H411	ECHA		P273, P280

1 Apothekenübliche Gefahrstoffe

Farb-codierung BAK	Lagerung unter Ver-schluss	Abgabe – kinderge-sicherter Verschluss	Abgabe – tastbare Warn-zeichen	Verbote / Beschränkungen bei der Abgabe	Informations- / Dokumentations-pflichten	Lagerort L = Labor R = Rezeptur (ggf. ergänzen)	Lager-menge (ändern, falls ab-weichend)	Sicher-heitsda-tenblatt vorhanden
9	10	11	12	13	14	15	16	17
rot			(x)	Rx / Verbot REACH / (Verbot) ChemVerbotsV	Info / Doku			
rot			(x)	Rx / Verbot REACH / (Verbot) ChemVerbotsV	Info / Doku			
blau, gelb				Rx / Verbot				
gelb			x			L	20 ml	
gelb			x			L	40 g	
gelb			x					
gelb, orange				BTM / Verbot				
gelb, orange			(x)	Rx / Verbot				
gelb, blau, orange			(x)	Rx / Verbot				
blau, gelb, orange			(x)					
				Rx / Verbot				
				Rx / Verbot				
			x			L	25 g	
blau, gelb, orange	x	(x)	(x)	REACH / Verbot ChemVerbotsV	Info / Doku			
blau, gelb, orange			x					
gelb, orange			(x)	Rx / Verbot				
blau, gelb		x	x			L		
gelb			x					

Stoffname	Produktidentifikator EG-Nummer CAS-Nummer	Pikto-gramm / e	Signal-wort	H-Sätze	Quelle	CMR-Eigen-schaften	P-Sätze Abgabe an private Endverbraucher: zusätzliche P-Sätze
1	2	3	4	5	6	7	8
Petroläther 20 – 135°C (EuAB)	EG-Nr. 232-453-7 CAS-Nr. 8032-32-4	GHS08	Gefahr	H304, H340, H350	CLP	C1B M1B	P202, P280, P301+P310, P308+P313, P331, P405, P501
Pfefferminzöl (Oleum Menthae piperitae)	EG-Nr. 282-015-4 CAS-Nr. 84082-70-2	GHS07	Achtung	H315, H317, H319, H412	ECHA		P273, P280, P302, P333+P313
Pfefferminzspiritus (Spiritus Menthae piperitae)	EG-Nr. 200-578-6 (Ethanol > 70 %) CAS-Nr. 64-17-5	GHS02	Gefahr	H225	CLP		P210, P233, P403+P235
Phenanthrolin-hydrochlorid	EG-Nr. 223-325-1 CAS-Nr. 3829-86-5	GHS06 GHS09	Gefahr	H301, H410	ECHA		P270, P273, P301+P310, P391, P405,
Phenazon	EG-Nr. 200-486-6 CAS-Nr. 60-80-0	GHS07	Achtung	H302	ECHA		P264, P301+P312
Pheniraminmaleat	EG-Nr. 205-051-4 CAS-Nr. 132-20-7	GHS07	Achtung	H302	ECHA		P264, P301+P312
Phenol	EG-Nr. 203-632-7 CAS-Nr. 108-95-2	GHS05 GHS06 GHS08	Gefahr	H341, H331, H311, H301, H373, H314	CLP	M2	P201, P280, P305+P351+P338, P308+P313, P405
Phenol – verflüssigt	EG-Nr. 203-632-7 CAS-Nr. 108-95-2	GHS05 GHS06 GHS08	Gefahr	H341, H331, H311, H301, H373, H314	CLP	M2	P201, P280, P305+P351+P338, P308+P313, P405
Phenolphthalein	EG-Nr. 201-004-7 CAS-Nr. 77-09-8	GHS08	Gefahr	H350, H341, H361f	CLP	C1B M2 R2	P201, P280, P308+P313, P405
Phenylmercuriborat	EG-Nr. 203-068-1 CAS-Nr. 102-98-7	GHS06 GHS08 GHS09	Gefahr	H300, H310, H330, H373, H410	ECHA		P273, P280, P301+P310, P304+P340, P310, P403+P233, P405
Phloroglucin	EG-Nr. 203-611-2 CAS-Nr. 108-73-6	GHS07	Achtung	H335, H315, H319	ECHA		P302+P352, P305+P351+P338, P332-P313, P405
Phosphor(V)-oxid	EG-Nr. 215-236-1 CAS-Nr. 1314-56-3	GHS05	Gefahr	H314	CLP		P280, P301+P330+P331, P304+P340, P305+P351+P338, P310, P405
Phosphorsäure konz. (85 %)	EG-Nr. 231-633-2 CAS-Nr. 7664-38-2	GHS05	Gefahr	H314 H290	ECHA		P280, P301+P330+P331, P310, P305+P351+P338, P390, P405
Phosphorsäure ≥ 25 %	EG-Nr. 231-633-2 CAS-Nr. 7664-38-2	GHS05	Gefahr	H314 H290	ECHA		P280, P301+P330+P331, P310, P305+P351+P338, P390, P405
Phosphorsäure ≥ 10 % bis < 25 %	EG-Nr. 231-633-2 CAS-Nr. 7664-38-2	GHS07	Achtung	H315 H319 H290	ECHA		P264, P280, P305+P351+P338, P390, P332+P313

Farb-codierung BAK	Lagerung unter Ver-schluss	Abgabe – kinderge-sicherter Verschluss	Abgabe – tastbare Warn-zeichen	Verbote / Beschränkungen bei der Abgabe	Informations- / Dokumentations-pflichten	Lagerort L = Labor R = Rezeptur (ggf. ergänzen)	Lager-menge (ändern, falls ab-weichend)	Sicher-heitsda-tenblatt vorhanden
9	10	11	12	13	14	15	16	17
rot	x	x	x	REACH/Verbot ChemVerbotsV	Info/Doku			
gelb, blau								
			x					
	x	x	x	ChemVerbotsV	Info / Doku	L	1 g	
			x			L	10 g	
			x					
blau, gelb, orange	x	x	x	ChemVerbotsV	Info / Doku			
blau, gelb, orange	x	x	x	ChemVerbotsV	Info / Doku			
rot	x		(x)	REACH / Verbot ChemVerbotsV	Info / Doku	L	20 g	
blau, gelb, orange	x	(x)	(x)	Rx / Verbot REACH / (Verbot) ChemVerbotsV	Info / Doku			
blau, gelb, orange						L	7 g	
blau, gelb		x	x			L	40 g	
blau, gelb		x	x			L	50 ml	
blau, gelb		x	x					
gelb, blau								

Stoffname	Produktidentifikator EG-Nummer CAS-Nummer	Pikto-gramm / e	Signal-wort	H-Sätze	Quelle	CMR-Eigen-schaften	P-Sätze Abgabe an private Endverbraucher: zusätzliche P-Sätze
1	2	3	4	5	6	7	8
Physostigminsalicylat	EG-Nr. 200-343-8 CAS-Nr. 57-64-7	GHS06	Gefahr	H300, H330	ECHA		P260, P284, P301+P310, P304+P340, P310, P405
Pikrinsäure (2, 4, 6-Tri-nitrophenol) (mit Wasser phlegmatisiert)	EG-Nr. 201-865-9 CAS-Nr. 88-89-1	GHS01 GHS06	Gefahr	H201, H311, H301, H331	CLP		P210, P230a, P250, P280, P301+P310, P302+P352, P405
Pilocarpinhydrochlorid	EG-Nr. 200-212-5 CAS-Nr. 54-71-7	GHS06	Gefahr	H300, H330	CLP		P270, P284, P301+P310, P304+P340, P405
Piperazinhydrochlorid	EG-Nr. 228-042-7 CAS-Nr. 6094-40-2	GHS08	Gefahr	H361fd, H319, H315, H334, H317, H412	CLP	R2	P201, P273, P280, P305+P351+P338, P308+P313, P405
Podophyllin	EG-Nr. 232-546-2 CAS-Nr. 9000-55-9	GHS05 GHS06 GHS08	Gefahr	H300, H310, H314, H330, H360	ECHA	R1B	P260, P280, P301+P310, P302, P304+P340, P310, P405
Polidocanol (Thesit®)	EG-Nr. 221-284-4 CAS-Nr. 3055-99-0	GHS05 GHS07 GHS09	Gefahr	H302, H318, H400	CLP		P273, P280, P301+P312, P305+P351+P338
Polyvidon-Iod	CAS-Nr. 25655-41-8 CAS-Nr. 25655-41-8	GHS07 GHS09	Gefahr	H315, H318, H411	CLP		P273, P280, P305+P351+P338
Prednicarbat, Prednicarbatum	EG-Nr. 277-590-3 CAS-Nr. 73771-04-7	GHS08	Gefahr	H360D	TRGS 905	R1A	P201, P202, P280, P308+P313, P405, P501
Prednisolon	EG-Nr. 200-021-7 CAS-Nr. 50-24-8	GHS08	Gefahr	H360	ECHA TRGS905	R1B	P201, P202, P280, P308+P313, P405
Prednisolonacetat	EG-Nr. 200-134-1 CAS-Nr. 52-21-1	GHS08	Gefahr	H360Df, H373	ECHA TRGS905	R1A	P202, P280, P308+P313, P405,
Prednison/ Prednisonacetat	EG-Nr. 200-160-3 CAS-Nr. 53-03-2	GHS08	Gefahr	H360Df, H373	ECHA TRGS905	R1A	P202, P280, P308+P313, P405
Procainhydrochlorid	EG-Nr. 200-077-2 CAS-Nr. 51-05-8	GHS06	Gefahr	H301, H317	ECHA		P264a, P280, P301+P310, P405
Progesteron	EG-Nr. 200-350-6 CAS-Nr. 57-83-0	GHS08	Gefahr	H351, H360	ECHA TRGS905	C2 R1A	P201, P280, P308+P313, P405
Propanol (1-Propanol)	EG-Nr. 200-746-9 CAS-Nr. 71-23-8	GHS02 GHS05 GHS07	Gefahr	H225, H318, H336	CLP		P210, P233, P305+P351+P338, P405
Propyl-4-hydroxybenzoat (PHB-Ester)	EG-Nr. 202-307-7 CAS-Nr. 94-13-3	GHS07	Achtung	H315, H319, H335	ECHA		P261, P305+P351+P338, P337+P313, P405
Pyridin	EG-Nr. 203-809-9 CAS-Nr. 110-86-1	GHS02 GHS07	Gefahr	H225, H312, H302, H332	CLP		P210, P280, P301+P312, P302+P352, P304+P340, P403+P235

Farb-codierung BAK	Lagerung unter Verschluss	Abgabe – kindergesicherter Verschluss	Abgabe – tastbare Warnzeichen	Verbote / Beschränkungen bei der Abgabe	Informations- / Dokumentationspflichten	Lagerort L = Labor R = Rezeptur (ggf. ergänzen)	Lagermenge (ändern, falls abweichend)	Sicherheitsdatenblatt vorhanden
9	10	11	12	13	14	15	16	17
orange	x	(x)	(x)	Rx / Verbot ChemVerbotsV	Info / Doku			
gelb, orange	x	x	x	ChemVerbotsV	Info / Doku	L	40 g	
orange	x	(x)	(x)	Rx / Verbot ChemVerbotsV	Info / Doku			
blau, gelb, orange			(x)	Rx / Verbot				
rot	x	(x)	(x)	Rx / Verbot REACH / (Verbot) ChemVerbotsV	Info / Doku			
blau			x					
blau, gelb								
rot				Rx/Verbot REACH/Verbot ChemVerbotsV	Info/Doku			
rot				Rx / Verbot REACH / (Verbot) ChemVerbotsV	Info / Doku			
rot			(x)	Rx / Verbot REACH / (Verbot) ChemVerbotsV	Info / Doku			
rot			(x)	Rx / Verbot REACH / (Verbot) ChemVerbotsV	Info / Doku			
gelb	x	x	x	ChemVerbotsV	Info / Doku			
rot			(x)	Rx / Verbot REACH / (Verbot) ChemVerbotsV	Info / Doku			
blau, orange			x			L	500 ml	
blau, gelb, orange								
gelb, orange			x			L	50 ml	

Stoffname	Produktidentifikator EG-Nummer CAS-Nummer	Piktogramm / e	Signalwort	H-Sätze	Quelle	CMR-Eigenschaften	P-Sätze Abgabe an private Endverbraucher: zusätzliche P-Sätze
1	2	3	4	5	6	7	8
Pyrogallol	EG-Nr. 201-762-9 CAS-Nr. 87-66-1	GHS07 GHS08	Achtung	H341, H302, H312, H332, H412	CLP		P201, P261, P273, P280, P301+P312, P405, P501
Quecksilber	EG-Nr. 231-106-7 CAS-Nr. 7439-97-6	GHS06 GHS08 GHS09	Gefahr	H360D, H330, H372, H410	CLP	R1B	P201, P273, P280, P304+P340, P308+P313, P310, P405
Quecksilber(II)-acetat	EG-Nr. 216-491-1 CAS-Nr. 1600-27-7	GHS06 GHS08 GHS09	Gefahr	H300, H310, H330, H373, H410	CLP		P273, P280, P301+P310, P302+P352, P304+P340, P405
Quecksilber(II)-chlorid	EG-Nr. 231-299-8 CAS-Nr. 7487-94-7	GHS05 GHS06 GHS08 GHS09	Gefahr	H341, H361f, H300, H372, H314, H410	CLP	M2 R2	P201, P273, P280, P305+P351+P338, P308+P313, P405
Quecksilber(II)-iodid	EG-Nr. 231-873-8 CAS-Nr. 7774-29-0	GHS06 GHS08 GHS09	Gefahr	H300, H310, H330, H373, H410	CLP		P273, P280, P301+P310, P302+P352, P304+P340, P405
Resorcin (1,3-Dihydroxybenzol)	EG-Nr. 203-585-2 CAS-Nr. 108-46-3	GHS07 GHS09	Achtung	H302, H319, H315, H400	CLP		P273, P280, P301+P312, P302+P352, P305+P351+P338, P337+P313
Retinol siehe Vitamin A							
Ribavirin	EG Nr. 217-408-1 CAS-Nr. 36791-04-5	GHS07 GHS08	Gefahr	H317, H319, H335, H341, H361, H373, H412	ECHA		P201, P280, P308+P313, P405
Rivanol® siehe Ethacridinlactat							
Rosenöl (Oleum Rosae artific.)	Gemisch	GHS05 GHS07 GHS09	Gefahr	H315, H318, H317, H411	SD		P261, P280, P305+P351+P338, P310
Rosmarinöl (Oleum Rosmarini)	EG-Nr. 283-291-9 CAS-Nr. 84604-14-8	GHS02 GHS07 GHS08 GHS09	Gefahr	H226, H304, H317, H411	ECHA		P210, P273, P280, P301+P310, P303+P361+P353, P333+P313, P405
Russischer Spiritus (Spiritus russicus)	EG-Nr. 200-578-6 (Ethanol > 70 %)	GHS02	Gefahr	H225	CLP		P210, P233, P243, P370+P378, P403+P235
Salbeiöl (Oleum Salviae)	EG-Nr. 282-025-9 CAS-Nr. 8022-56-8	GHS02 GHS07 GHS08 GHS09	Gefahr	H226, H304, H315, H317, H410	ECHA		P210, P273, P280, P301+P310, P303+P361+P353, P333+P313, P405
Salicylsäure	EG-Nr. 200-712-3 CAS-Nr. 69-72-7	GHS05 GHS07	Gefahr	H302, H318, H315, H335	ECHA		P280, P302+P312, P305+P351+P338, P405
Salicylsäure-Verreibung 1:1	EG-Nr. 200-712-3 CAS-Nr. 69-72-7	GHS07	Achtung	H302, H315, H319	SD		P280, P305+P351+P338

1 Apothekenübliche Gefahrstoffe

Farb-codierung BAK	Lagerung unter Ver-schluss	Abgabe – kinderge-sicherter Verschluss	Abgabe – tastbare Warn-zeichen	Verbote / Beschränkungen bei der Abgabe	Informations- / Dokumentations-pflichten	Lagerort L = Labor R = Rezeptur (ggf. ergänzen)	Lager-menge (ändern, falls ab-weichend)	Sicher-heitsda-tenblatt vorhanden
9	10	11	12	13	14	15	16	17
gelb, orange			x					
rot	x	(x)	(x)	Rx / Verbot REACH / Verbot ChemVerbotsV	Info / Doku			
gelb, orange	x	(x)	(x)	Rx / Verbot REACH / Verbot ChemVerbotsV	Info / Doku	L	25 g	
blau, gelb, orange	x	(x)	(x)	Rx / Verbot REACH / Verbot ChemVerbotsV	Info / Doku			
gelb, orange	x	(x)	(x)	Rx / Verbot REACH / Verbot ChemVerbotsV	Info / Doku	L	10 g	
blau, gelb			x			L	25 g	
gelb, blau, orange			(x)	Rx / Verbot				
gelb, blau								
gelb, orange		x	x					
			x					
gelb, orange		x	x					
blau, gelb, orange			x					
blau, gelb			x					

Stoffname	Produktidentifikator EG-Nummer CAS-Nummer	Pikto-gramm / e	Signal-wort	H-Sätze	Quelle	CMR-Eigen-schaften	P-Sätze Abgabe an private Endverbraucher: zusätzliche P-Sätze
1	2	3	4	5	6	7	8
Salpetersäure ≥ 65 %	EG-Nr. 231-714-2 CAS-Nr. 7697-37-2	GHS03 GHS05	Gefahr	H272, H314 H290, EUH071	ECHA		P210, P220, P280, P301+P330+P331, P305+P351+P338, P390, P310, P405
Salpetersäure ≥ 20 % bis < 65 %	EG-Nr. 231-714-2 CAS-Nr. 7697-37-2	GHS05	Gefahr	H290, H314 EUA071	ECHA		P280, P301+P330+P331, P305+P351+P338, P310, P390, P405
Salpetersäure ≥ 5 bis < 20 %	EG-Nr. 231-714-2 CAS-Nr. 7697-37-2	GHS05	Gefahr	H314	ECHA		P280, P301+P330+P331, P305+P351+P338, P310, P405
Salpetersäure > 3 bis < 5 %	EG-Nr. 231-714-2 CAS-Nr. 7697-37-2	GHS05	Gefahr	H290, H314, EUH071	ECHA		P280, P301+P330+P331, P305+P351+P338, P310, P405, P501
Salzsäure ≥ 25 %	EG-Nr. 231-595-7 CAS-Nr. 7647-01-0	GHS05 GHS07	Gefahr	H314, H335, H290	ECHA		P280, P301+P330+P331, P305+P351+P338, P390, P308+P311, P405
Salzsäure ≥ 10 % bis < 25 %	EG-Nr. 231-595-7 CAS-Nr. 7647-01-0	GHS07 GHS05	Gefahr	H315, H319, H335, H290	ECHA		P280, P302+P352, P305+P351+P338 P332+P313, P390, P337+P313, P405
Salzsäure ≥ 1 % bis < 10 %	EG-Nr. 231-595-7 CAS-Nr. 7647-01-0	GHS05	Achtung	H290	ECHA		P280, P305+P351+P338 P310, P390
Salzsäure ≥ 0,1 % bis < 1 %	EG-Nr. 231-595-7 CAS-Nr. 7647-01-0	GHS05	Achtung	H290	ECHA		P390
Saponin	EG-Nr. 232-462-6 CAS-Nr. 8047-15-2	GHS07	Achtung	H319, H335	ECHA		P261, P280, P305+P351+P338, P405
Sassafrasöl	EG-Nr. 202-345-4 (Safrol) CAS-Nr. 94-59-7	GHS07 GHS08	Gefahr	H350, H341, H302	CLP	C1B M2	P201, P280, P308+P313, P405
Schwefel	EG-Nr. 231-722-6 CAS-Nr. 7704-34-9	GHS07	Achtung	H315	CLP		P280, P302+P352, P332+P313
Schwefelkohlenstoff	EG-Nr. 200-843-6 CAS-Nr. 75-15-0	GHS02 GHS07 GHS08	Gefahr	H225, H361fd, H372, H319, H315	CLP	R2	P201, P210, P280, P305+P351+P338, P308+ P313, P405
Schwefelsäure ≥ 15 %	EG-Nr. 231-639-5 CAS-Nr. 7664-93-9	GHS05	Gefahr	H314 H318 H290	ECHA		P280, P301+P330+P331, P303+P361+P353, P305+P351+P338, P390, P363, P405
Schwefelsäure ≥ 5 % bis < 15 %	EG-Nr. 231-639-5 CAS-Nr. 7664-93-9	GHS07 GHS05	Achtung	H315, H319 H290	ECHA		P280, P302+P352, P305+P351+P338, P332+P313, P390, P362+P364

1 Apothekenübliche Gefahrstoffe

Farb-codierung BAK	Lagerung unter Ver-schluss	Abgabe – kinderge-sicherter Verschluss	Abgabe – tastbare Warn-zeichen	Verbote / Beschränkungen bei der Abgabe	Informations- / Dokumentations-pflichten	Lagerort L = Labor R = Rezeptur (ggf. ergänzen)	Lager-menge (ändern, falls ab-weichend)	Sicher-heitsda-tenblatt vorhanden
9	10	11	12	13	14	15	16	17
blau, gelb		x	x	Expl / Verbot bei >3 % an Privat ChemVerbotsV	(Doku) Info	L	50 ml	
gelb, blau		x	x	Expl / Verbot bei >3 % an Privat	(Doku)			
gelb, blau		x	x	Expl / Verbot bei >3 % an Privat	(Doku)			
gelb, blau		x	x	Expl/Verbot bei >3%	(Doku)			
blau, gelb, orange		x	x	GÜG 3	(Doku)	L	50 ml	
blau, gelb, orange				GÜG 3	(Doku)			
blau				GÜG 3	(Doku)			
blau, orange						L	1 g	
rot	x		(x)	REACH / Verbot GÜG 1 ChemVerbotsV	Doku / EVE Info / Doku			
gelb								
blau, gelb, orange	x	x	x	ChemVerbotsV	Info / Doku			
blau, gelb		x	x	ExplT GÜG 3	(Doku) (Doku)	L	50 ml	
blau, gelb				ExplT GÜG 3	(Doku) (Doku)			

Stoffname	Produktidentifikator EG-Nummer CAS-Nummer	Pikto-gramm / e	Signal-wort	H-Sätze	Quelle	CMR-Eigen-schaften	P-Sätze Abgabe an private Endverbraucher: zusätzliche P-Sätze
1	2	3	4	5	6	7	8
Scopolaminhydrobromid	EG-Nr. 204-050-6 CAS-Nr. 114-49-8	GHS06	Gefahr	H300, H310, H330	ECHA		P280, P301+P310, P302+P352, P304+P340, P405
Scopoletin	EG-Nr. 202-171-9 CAS-Nr. 92-61-5	GHS07	Achtung	H315, H319, H335	ECHA		P261, P305+P351+P338, P405
Senföl (Oleum Sinapis)	EG-Nr. 200-309-2 CAS-Nr. 57-06-7	GHS02 GHS06 GHS09	Gefahr	H226, H301, H310, H315, H319, H330, H410	ECHA		P260, P273, P280, P302+P352, P305+P351+P338, P310, P405
Silbereiweißacetyltannat	EG-Nr. 231-131-3 CAS-Nr. 7440-22-4	GHS06 GHS09	Gefahr	H301, H411	SD		P264, P270, P273, P301+P310, P405
Silbernitrat	EG-Nr. 231-853-9 CAS-Nr. 7761-88-8	GHS05 GHS09 GHS03	Gefahr	H314, H410, H272	CLP		P273, P280, P301+P330+P331, P310, P305+P351+P338, P405
Silbernitrat-Lösung 0,1N	EG-Nr. 231-853-9 CAS-Nr. 7761-88-8	GHS07 GHS09	Achtung	H315, H319, H410	SD		P273, P302+P352, P305+P351+P338, P337+P313
Sorbinsäure	EG-Nr. 203-768-7 CAS-Nr. 110-44-1	GHS07	Achtung	H319, H335	ECHA		P261, P280, P305+P351+P338, P405
Spironolacton	EG Nr. 200-133-6 CAS-Nr. 52-01-7	GHS07 GHS08	Achtung	H302, H312, H332, H351	ECHA	C2	P202, P280, P308+P313, P405
Steinkohlenteer (Pix Lithanthracis)	EG-Nr. 232-361-7 / 200-028-5 CAS-Nr. 8007-45-2 CAS-Nr. 50-32-8	GHS07 GHS08 GHS09	Gefahr	H350, H340, H360FD, H317, H410	CLP	C1A M1B R1B	P201, P280, P273, P308+P313, P405
Steinkohlenteerlösung (Liquor Carbonis detergens, Benzopyren, Ethanol)	EG-Nr. 232-361-7 / EG-Nr. 200-028-5 / EG-Nr. 200-578-6 CAS-Nr. 8007-45-2 CAS-Nr. 50-32-8 CAS-Nr. 64-17-5	GHS02 GHS07 GHS08 GHS09	Gefahr	H225, H350, H340, H360FD, H317, H410	CLP	C1A M1B R1B	P201, P210, P273, P280, P308+P313, P405
Sternanisöl (Oleum Anisi stellati)	EG-Nr. 283-518-1 CAS-Nr. 84650-59-9	GHS07 GHS08	Achtung	H317, H341, H412	ECHA	C2 M2	P273, P280, P333+P313, P405
Sulfadiazin (2-Sulfanilamidopyrimidin)	EG-Nr. 200-685-8 CAS-Nr. 68-35-9	GHS07 GHS08	Gefahr	H302, H315, H317, H319, H334, H335	ECHA		P261, P273, P280, P308+P313, P405
Sulfafurazol (Sulfisoxazol)	EG-Nr. 204-858-9 CAS-Nr. 127-69-5	GHS07	Achtung	H315, H319, H335	ECHA		P261, P280, P302+P352, P332+P313, P405
Sulfamerazin	EG-Nr. 204-866-2 CAS-Nr. 127-79-7	GHS07	Achtung	H315, H319, H335	ECHA		P261, P280, P302+P352, P305+P351+P338, P332+P313, P405
Sulfaminsäure (Amidoschwefelsäure)	EG-Nr. 226-218-8 CAS-Nr. 5329-14-6	GHS07	Achtung	H319, H315, H312	CLP		P264, P280, P302+P352, P305+P351+P338

1 Apothekenübliche Gefahrstoffe

Farb-codierung BAK	Lagerung unter Ver-schluss	Abgabe – kinderge-sicherter Verschluss	Abgabe – tastbare Warn-zeichen	Verbote / Beschränkungen bei der Abgabe	Informations-/ Dokumentations-pflichten	Lagerort L = Labor R = Rezeptur (ggf. ergänzen)	Lager-menge (ändern, falls ab-weichend)	Sicher-heitsda-tenblatt vorhanden
9	10	11	12	13	14	15	16	17
gelb, orange	x	(x)	(x)	Rx / Verbot ChemVerbotsV	Info / Doku	L	0,5 g	
blau, gelb, orange						L	0,1 g	
blau, gelb, orange	x	x	x	ChemVerbotsV	Info / Doku			
	x	x	x	ChemVerbotsV	Info / Doku			
blau, gelb		(x)	(x)	Rx / Verbot ChemVerbotsV	Info	L	10 g	
gelb, blau				Rx / Verbot		L		
blau, orange								
gelb, orange			(x)	Rx / Verbot				
rot	x			REACH / Verbot ChemVerbotsV	Info / Doku			
rot	x		(x)	REACH / Verbot ChemVerbotsV	Info / Doku			
gelb, orange		x						
blau, gelb, orange			(x)	Rx / Verbot				
blau, gelb, orange				Rx / Verbot				
blau, gelb, orange				Rx / Verbot				
blau, gelb			x			L	20 g	

Stoffname	Produktidentifikator EG-Nummer CAS-Nummer	Pikto-gramm / e	Signal-wort	H-Sätze	Quelle	CMR-Eigen-schaften	P-Sätze Abgabe an private Endverbraucher: zusätzliche P-Sätze
1	2	3	4	5	6	7	8
Sulfanilsäure (4-Aminobenzol-sulfonsäure)	EG-Nr. 204-482-5 CAS-Nr. 121-57-3	GHS07	Achtung	H319, H315, H317	CLP		P280, P302+P352, P305+P351+P338, P333+P313
Teebaumöl (Melaleucae aethero-leum)	EG-Nr. 614-679-1 CAS-Nr. 68647-73-4	GHS07 GHS08 GHS09	Gefahr	H302, H304, H315, H317, H411	ECHA		P273, P280, P301+P310, P331, P333+P313, P405
Terpentinöl (Oleum Terebinthinae)	EG-Nr. 232-350-7 CAS-Nr. 8006-64-2	GHS02 GHS07 GHS08 GHS09	Gefahr	H226, H302, H312, H332, H304, H319, H315, H317, H411	CLP		P210, P273, P280, P301+P330+P331, P405
Testosteronpropionat	EG-Nr. 200-351-1 CAS-Nr. 57-85-2	GHS08	Gefahr	H302, H351, H360FD, H362	ECHA TRGS905	C2 R1A	P201, P280, P308+P313, P405
Tetracainhydrochlorid	EG-Nr. 205-248-5 CAS-Nr. 136-47-0	GHS06	Gefahr	H301, H317, H319	ECHA		P280, P301+P310, P302+P352, P305+P351+P338, P405
Tetrachlorkohlenstoff (Tetrachlormethan)	EG-Nr. 200-262-8 CAS-Nr. 56-23-5	GHS06 GHS08	Gefahr	H351, H301, H311, H331, H372, H412, H420	CLP	C2	P201, P273, P280, P308+P313, P405
Tetracyclinhydrochlorid	EG-Nr. 200-593-8 CAS-Nr. 64-75-5	GHS07 GHS08	Achtung	H302, H315, H361d, H362, H413	ECHA	R2	P202, P263, P280, P302+P352, P405
Tetramethylammonium-hydroxidlösung	EG-Nr. 200-882-9 CAS-Nr. 75-59-2	GHS05 GHS06 GHS08 GHS09	Gefahr	H300, H310, H314, H370, H372, H411	ECHA		P273, P280, P303+P361+P353, P305+P351+P338, P310, P405
Thalidomid	EG-Nr. 200-031-1 CAS-Nr. 50-35-1	GHS07 GHS08	Gefahr	H302, H360	ECHA	R1A	P201, P280, P301+P312, P308+P313, P405
Theobromin	EG-Nr. 201-494-2 CAS-Nr. 83-67-0	GHS07 GHS08	Achtung	H302, H351	ECHA	C2	P264, P270, P301+P312, P330, P405
Theophyllin	EG-Nr. 200-385-7 CAS-Nr. 58-55-9	GHS06	Gefahr	H301	ECHA		P264, P270, P301+P310, P321, P330, P405
Thesit® siehe Polidocanol							
Thioacetamid	EG-Nr. 200-541-4 CAS-Nr. 62-55-5	GHS07 GHS08	Gefahr	H350, H302, H319, H315, H412	CLP	C1B	P201, P273, P280, P305+P351+P338, P308+P313, P405
Thioglykolsäure	EG-Nr. 200-677-4 CAS-Nr. 68-11-1	GHS05 GHS06	Gefahr	H301, H311, H331, H314	CLP		P280, P301+P330+P331, P305+P351+P338, P310, P405
Thioharnstoff (Thiocarbamid)	EG-Nr. 200-543-5 CAS-Nr. 62-56-6	GHS07 GHS08 GHS09	Achtung	H351, H361d, H302, H411	CLP	C2 R2	P201, P273, P280, P308+P313, P405

1 Apothekenübliche Gefahrstoffe

Farb-codierung BAK	Lagerung unter Ver-schluss	Abgabe – kinderge-sicherter Verschluss	Abgabe – tastbare Warn-zeichen	Verbote / Beschränkungen bei der Abgabe	Informations- / Dokumentations-pflichten	Lagerort L = Labor R = Rezeptur (ggf. ergänzen)	Lager-menge (ändern, falls ab-weichend)	Sicher-heitsda-tenblatt vorhanden
9	10	11	12	13	14	15	16	17
blau, gelb				GÜG 2	> 1 kg Doku / EVE < 1 kg (Doku)	L	25 g	
gelb, orange		x	x					
blau, gelb, orange		x	x					
rot			(x)	Rx / Verbot REACH / (Verbot) ChemVerbotsV	Info / Doku			
blau, gelb	x	x	x	Rx / Verbot ChemVerbotsV	Info / Doku			
gelb, orange	x	(x)	(x)	Rx / Verbot ChemVerbotsV	Info / Doku			
gelb, orange			(x)	Rx / Verbot				
blau, gelb, orange	x	x	x	ChemVerbotsV	Info / Doku	L	50 ml	
rot			(x)	Rx / Verbot REACH / (Verbot) ChemVerbotsV	Info / Doku			
gelb, orange			x					
	x	(x)	(x)	Rx / Verbot ChemVerbotsV	Info / Doku			
rot	x		(x)	REACH / Verbot ChemVerbotsV	Info / Doku	L	25 g	
blau, gelb, orange	x	x	x	ChemVerbotsV	Info / Doku	L	50 ml	
gelb, orange			x			L	25 g	

Stoffname	Produktidentifikator EG-Nummer CAS-Nummer	Pikto-gramm / e	Signal-wort	H-Sätze	Quelle	CMR-Eigen-schaften	P-Sätze Abgabe an private Endverbraucher: zusätzliche P-Sätze
1	2	3	4	5	6	7	8
Thiomersal	EG-Nr. 200-210-4 CAS-Nr. 54-64-8	GHS06 GHS08 GHS09	Gefahr	H300, H310, H330, H373, H410	ECHA		P273, P280, P284, P301+P310, P302+P352, P304+P340, P405
Thujon	EG-Nr. 208-912-2 CAS-Nr. 546-80-5	GHS07	Achtung	H302	ECHA		P264, P270, P301+P312, P330
Thymianöl (Oleum Thymi)	EG-Nr. 201-944-8 CAS-Nr. 89-83-8 (Thymol)	GHS05 GHS07 GHS09	Gefahr	H302, H314, H411	CLP		P273, P280, P301+P330+P331, P305+P351+P338, P310, P405
Thymol	EG-Nr. 201-944-8 CAS-Nr. 89-83-8	GHS05 GHS07 GHS09	Gefahr	H302, H314, H411	CLP		P273, P280, P301+P330+P331, P305+P351+P338, P310, P405
Tinkturen > 70 % V / V Ethanol	EG-Nr. 200-578-6 CAS-Nr. 64-17-5 (Ethanol)	GHS02	Gefahr	H225	CLP		P210, P233, P403+P235
Toluol	EG-Nr. 203-625-9 CAS-Nr. 108-88-3	GHS02 GHS07 GHS08	Gefahr	H225, H361d, H304, H373, H315, H336	CLP	R2	P210, P261, P280, P301+P310, P332+P313, P405
Topotecan	EG-Nr. 601-607-9 CAS-Nr. 119413-54-6	GHS08	Gefahr	H340, H351, H361	ECHA	C2 M1B R2	P201, P280, P308+P313, P405
Tramadolhydrochlorid	EG-Nr. - CAS-Nr. 22204-88-2	GHS05	Gefahr	H318	ECHA TRGS905		P280, P305+P351+P338, P310
Triamcinolonacetonid	EG-Nr. 200-948-7 CAS-Nr. 76-25-5	GHS08	Gefahr	H360	ECHA TRGS905	R1B	P201, P202, P280, P308+P313, P405
Triamteren	EG-Nr. 206-904-3 CAS-Nr. 396-01-0	GHS07	Achtung	H302, H315, H319, H335	ECHA		P261, P305+P351+P338, P405
Trichloressigsäure	EG-Nr. 200-927-2 CAS-Nr. 76-03-9	GHS05 GHS09	Gefahr	H314, H410	CLP		P273, P280, P301+P330+P331, P305+P351+P338, P310, P405
Trichlorethen (Trichlorethylen)	EG-Nr. 201-167-4 CAS-Nr. 79-01-6	GHS07 GHS08	Gefahr	H350, H341, H319, H315, H336, H412	CLP.	C1B M2	P201, P273, P280, P305+P351+P338, P308+P313, P405
Triclosan	EG-Nr. 222-182-2 CAS-Nr. 3380-34-5	GHS07 GHS09	Achtung	H319, H315, H410	CLP		P273, P280, P302+P352, P305+P351+P338, P337+P313
Triethanolamin	EG-Nr. 203-049-8 CAS-Nr. 102-71-6	GHS07	Achtung	H319	ECHA		P264, P280, P305+P351+P338, P337+P313
Trimethoprim	EG-Nr. 212-006-2 CAS-Nr. 738-70-5	GHS07	Achtung	H302	ECHA		P264, P270, P301+P312, P330

1 Apothekenübliche Gefahrstoffe

Farb-codierung BAK	Lagerung unter Ver-schluss	Abgabe – kinderge-sicherter Verschluss	Abgabe – tastbare Warn-zeichen	Verbote / Beschränkungen bei der Abgabe	Informations- / Dokumentations-pflichten	Lagerort L = Labor R = Rezeptur (ggf. ergänzen)	Lager-menge (ändern, falls ab-weichend)	Sicher-heitsda-tenblatt vorhanden
9	10	11	12	13	14	15	16	17
gelb, orange	x	(x)	(x)	Rx / Verbot REACH / Verbot ChemVerbotsV	Info / Doku			
			x			L	5 ml	
blau, gelb		x	x					
blau, gelb		x	x			L	5 g	
			x					
gelb, orange		(x)	(x)	REACH / Verbot GÜG 3	(Doku)	L	500 ml	
rot	x		(x)	Rx / Verbot REACH / (Verbot) ChemVerbotsV	Info / Doku			
blau				Rx / Verbot				
rot				Rx / Verbot REACH / (Verbot) ChemVerbotsV	Info / Doku			
blau, gelb, orange			(x)	Rx / Verbot				
blau, gelb		x	x			L	25 g	
rot	x		(x)	Rx / Verbot REACH / Verbot ChemVerbotsV	Info / Doku			
blau, gelb								
blau						L		
				Rx / Verbot				

Stoffname	Produktidentifikator EG-Nummer CAS-Nummer	Pikto-gramm / e	Signal-wort	H-Sätze	Quelle	CMR-Eigen-schaften	P-Sätze Abgabe an private Endverbraucher: zusätzliche P-Sätze
1	2	3	4	5	6	7	8
Triphenyltetrazoli-um-chlorid	EG-Nr. 206-071-6 CAS-Nr. 298-96-4	GHS07	Achtung	H315, H319, H335	ECHA		P261, P302+P352, P305+P351+P338, P405
Trometamol	EG-Nr. 201-064-4 CAS-Nr. 77-86-1	GHS07	Achtung	H315, H319, H335	ECHA		P302+P352, P305+P351+P338, P405
Vinorelbin (Vinorelbintartrat)	EG-Nr. - CAS-Nr. 125317-39-7	GHS06 GHS08	Gefahr	H301, H315, H319, H341, H360, H372	ECHA	M2 R1B	P201, P280, P305+P351+P338, P308+P313, P405
Vitamin A-acetat Vitamin A-palmitat	EG-Nr. 204-884-2 CAS-Nr. 127-47-9	GHS08	Gefahr	H360	ECHA	R1B	P201, P280, P308+P313, P405
Vitamin A-Säure (Treti-onin)	EG-Nr. 206-129-0 CAS-Nr. 302-79-4	GHS07 GHS08 GHS09	Gefahr	H360, H315, H400, H410	ECHA	R1B	P201, P280, P308+P313, P405
Wasserstoffperoxid-lösung ≥ 70 %	EG-Nr. 231-765-0 CAS-Nr. 7722-84-1	GHS03 GHS05 GHS07	Gefahr	H271, H332, H302, H314, H335	CLP		P210, P221, P280, P305+P351+P338, P405, P501
Wasserstoffperoxid-lösung ≥ 50 % und < 70%	EG-Nr. 231-765-0 CAS-Nr. 7722-84-1	GHS03 GHS05 GHS07	Gefahr	H272, H332, H302, H314, H335	CLP		P210, P221, P280, P305+P351+P338, P405, P501
Wasserstoffperoxid-lösung ≥ 35 % bis < 50 %	EG-Nr. 231-765-0 CAS-Nr. 7722-84-1	GHS05 GHS07	Gefahr	H332, H302, H315, H335, H318	CLP		P210, P221, P280, P305+P351+P338, P405
Wasserstoffperoxid-lösung ≥ 12 % bis < 35 %	EG-Nr. 231-765-0 CAS-Nr. 7722-84-1	GHS05 GHS07	Gefahr	H332, H302, H318	CLP		P280, P301+P312, P305+P351+P338, P330
Wasserstoffperoxid-lösung ≥ 8 % bis < 12 %	EG-Nr. 231-765-0 CAS-Nr. 7722-84-1	GHS05 GHS07	Gefahr	H332, H302, H318	CLP		P280, P301+P312, P305+P351+P338, P330
Wasserstoffperoxid-lösung ≥ 5 bis < 8 %	EG-Nr. 231-765-0 CAS-Nr. 7722-84-1	GHS07	Achtung	H332, H302, H319	CLP		P280, P301+P312, P305+P351+P338, P337+P313
Weinsäure	EG-Nr. 201-766-0 CAS-Nr. 87-69-4	GHS05	Gefahr	H318	ECHA		P280, P305+P351+P338, P310
Wermutöl (Oleum Absinthii)	EG-Nr. 284-503-2 CAS-Nr. 84929-19-1 Gemisch	GHS02 GHS06 GHS08 GHS09	Gefahr	H226, H301, H304, H317, H373, H411	ECHA		P273, P280, P301+P312, P405
Wintergrünöl (Oleum Gaultheriae)	EG-Nr. 204-317-7 CAS-Nr. 119-36-8 (Methylsalicylat)	GHS07	Achtung	H302	ECHA		P264, P270, P301+P312, P330
Wundbenzin siehe Benzin DAB							
Xylol	EG-Nr. 215-535-7 CAS-Nr. 1330-20-7	GHS02 GHS07	Achtung	H226, H312, H332, H315	CLP		P210, P280, P302+P352, P304+P340, P403+P235

1 Apothekenübliche Gefahrstoffe

Farb-codierung BAK	Lagerung unter Verschluss	Abgabe – kindergesicherter Verschluss	Abgabe – tastbare Warnzeichen	Verbote / Beschränkungen bei der Abgabe	Informations- / Dokumentationspflichten	Lagerort L = Labor R = Rezeptur (ggf. ergänzen)	Lagermenge (ändern, falls abweichend)	Sicherheitsdatenblatt vorhanden
9	10	11	12	13	14	15	16	17
blau, gelb, orange						L	5 g	
blau, gelb, orange				Rx / Verbot				
rot	x	(x)	(x)	Rx / Verbot REACH / (Verbot) ChemVerbotsV	Info / Doku			
rot				Rx / Verbot REACH / (Verbot) ChemVerbotsV	Info / Doku			
rot				Rx / Verbot REACH / (Verbot) ChemVerbotsV	Info / Doku			
orange, gelb, blau		(x)	(x)	Expl/Verbot bei >12% ChemVerbotsV	(Doku) Info			
orange, blau, gelb		(x)	(x)	Expl/Verbot bei >12% ChemVerbotsV	(Doku) Info			
orange, gelb, blau			(x)	Expl / Verbot bei >12 % an Privat	(Doku)			
orange, blau			(x)	Expl / Verbot bei >12 % an Privat	(Doku)			
orange, blau			x					
orange, blau			x					
blau						L	50 g	
orange, gelb	x	x	x	ChemVerbotsV	Info / Doku			
			x					
gelb, orange			x			L	500 ml	

Stoffname	Produktidentifikator EG-Nummer CAS-Nummer	Pikto- gramm / e	Signal- wort	H-Sätze	Quelle	CMR- Eigen- schaften	P-Sätze Abgabe an private Endverbraucher: zusätzliche P-Sätze
1	2	3	4	5	6	7	8
Xylometazolin- hydrochlorid	EG-Nr. 214-936-4 CAS-Nr. 1218-35-5	GHS06	Gefahr	H301	ECHA		P264, P270, P301+P310, P321, P330, P405
Zedernblätteröl (Oleum Cedri e. fol. aether.)	EG-Nr. 290-370-1 CAS-Nr. 90131-58-1 Gemisch	GHS02 GHS06 GHS08 GHS09	Gefahr	H226, H301, H304, H317, H411	ECHA		P273, P280, P301+P310, P331, P333+P313, P405
Zimtöl (Oleum Cinnamomi, Zimtaldehyd)	EG-Nr. 203-213-9 CAS-Nr. 104-55-2	GHS07	Achtung	H312, H315, H317, H319	ECHA		P261, P272, P280, P302+P352, P305+P351+P338, P333+P313
Zinkchlorid	EG-Nr. 231-592-0 CAS-Nr. 7646-85-7	GHS05 GHS07 GHS09	Gefahr	H302, H314, H335, H410	CLP		P273, P280, P301+P330+P331, P305+P351+P338, P310, P405
Zinkoxid	EG-Nr. 215-222-5 CAS-Nr. 1314-13-2	GHS09	Achtung	H410	CLP		P273, P391
Zinkstaub	EG-Nr. 231-175-3 CAS-Nr. 7440-66-6	GHS02 GHS09	Gefahr	H250, H260, H410	CLP		P222, P223, P231+P232, P273, P302+P335+P334, P402+P404
Zinksulfat	EG-Nr. 231-793-3 CAS-Nr. 7733-02-0	GHS05 GHS07 GHS09	Gefahr	H302, H318, H410	CLP		P264, P273, P28, P301+P312, P305+P351+P338
Zinksulfat-Lösung 0,1M	EG-Nr. 231-793-3 CAS-Nr. 7446-19-7	GHS07 GHS09	Achtung	H319, H411	SD		P280, P305+P351+P338, P337+P313, P405
Zinn-(II)-chlorid	EG-Nr. 231-868-0 CAS-Nr. 7772-99-8	GHS07	Achtung	H290, H302, H332, H314, H317, H318, H335, H373 H412	ECHA		P280, P302+P352, P305+P351+P338, P405, P405
Zitronensäure siehe Citronensäure							
Zypressenöl (Oleum Cupressi)	EG-Nr. 283-626-9 CAS-Nr. 84696-07-1	GHS02 GHS07 GHS08 GHS09	Gefahr	H226, H304, H315, H317, H411	ECHA		P210, P273, P280, P301+P310, P303+P361+P353, P333+P313, P405

Farb-codierung BAK	Lagerung unter Ver-schluss	Abgabe – kinderge-sicherter Verschluss	Abgabe – tastbare Warn-zeichen	Verbote / Beschränkungen bei der Abgabe	Informations- / Dokumentations-pflichten	Lagerort L = Labor R = Rezeptur (ggf. ergänzen)	Lager-menge (ändern, falls ab-weichend)	Sicher-heitsda-tenblatt vorhanden
9	10	11	12	13	14	15	16	17
	x	x	x	ChemVerbotsV	Info / Doku			
gelb, orange	x	x	x	ChemVerbotsV	Info / Doku			
blau, gelb			x					
blau, gelb, orange	x	x						
						L	100 g	
blau			x					
blau, gelb						L		
blau, gelb, orange	x	x						
gelb, orange	x	x						

2 Kennzeichnungselemente nach CLP-Verordnung

Die Grundlage der CLP-Verordnung (EG) Nr. 1272/2008 über die Einstufung, Kennzeichnung und Verpackung von Stoffen und Gemischen ist das Global Harmonisierte System der Vereinten Nationen (GHS). Das Ziel ist die Sicherstellung eines hohen Schutzniveaus für die menschliche Gesundheit und die Umwelt sowie die Gewährleistung des freien Verkehrs von chemischen Stoffen, Gemischen und Erzeugnissen. Die Verordnung ermöglicht den Anwendern die vorschriftsmäßige Einstufung, Kennzeichnung und Verpackung von Gefahrstoffen, vor dem Inverkehrbringen.

Ausgangspunkt für die Gefahrenkommunikation ist die Einstufung – also die Zuordnung von gefährlichen Eigenschaften – eines Stoffes oder Gemisches zu den in der CLP-Verordnung aufgeführten Gefahrenklassen und -kategorien. Es gibt drei Gefahrenbereiche:

- physikalische / chemische Gefahren,
- Gesundheitsgefahren,
- Umweltgefahren,
- zusätzliche EU-Gefahren.

2.1 Gefahrenklassifizierung – Gefahrenkategorien

Die Systematik unterscheidet zwischen Gefahrenklassen und Gefahrenkategorien.

Die Einstufung und Kennzeichnung berücksichtigt alle potenziellen Gefahren, die bei der gebräuchlichen Handhabung und Verwendung dieser Stoffe auftreten können. Die charakteristischen Gefahren ergeben sich also aus den Gefahrenpiktogrammen und den Gefahrenhinweisen.

Gefahrenklassen: Nach CLP-Verordnung werden die verschiedenen Arten von Gefahren nach Gefahrenklassen eingeteilt. Bei den Gefahrenklassen werden Expositionswege, Aggregatzustände oder auch andere Aspekte berücksichtigt, wie zum Beispiel die akuten oder auch chronischen Wirkungen. Ein Stoff oder auch ein Gemisch wird als gefährlich („hazardous") eingestuft, wenn es mindestens einer Gefahrenklasse zugeordnet werden kann.

Gefahrenkategorien: Die Gefahrenklassen werden in Abhängigkeit vom Gefährdungspotenzial, der Schwere, der Gefahr noch einmal in bis zu sieben Gefahrenkategorien („hazard categories"), Unterklassen, Typen oder Kategorien unterteilt. Die Gefahrenkategorien ermöglichen eine starke Differenzierung nach dem Ausmaß der Gefährlichkeit. Der Gefahrenhinweis wird nun mehr durch die Gefahrenklasse und Gefahrenkategorie bestimmt.

Während die Gefahrenklassen die Art der Gefahr angeben, dienen die Gefahrenkategorien zur Abstufung innerhalb der Gefahrenklassen.

Aus 15 bisherigen Gefährlichkeitsmerkmalen wurden 29 Gefahrenklassen („hazard classes"):

Physikalische Gefahren (17 Gefahrenklassen)
- Explosive Stoffe / Gemische und Erzeugnisse mit Explosivstoff
- Entzündbare Gase
- Aerosole
- Oxidierende Gase
- Gase unter Druck
- Entzündbare Flüssigkeiten
- Entzündbare Feststoffe
- Selbstzersetzliche Stoffe oder Gemische
- Pyrophore Flüssigkeiten
- Pyrophore Feststoffe
- Selbsterhitzungsfähige Stoffe oder Gemische
- Stoffe oder Gemische, die in Berührung mit Wasser entzündbare Gase entwickeln
- Oxidierende Flüssigkeiten
- Oxidierende Feststoffe
- Organische Peroxide
- Korrosiv gegenüber Metallen
- Desensibilisierte explosive Stoffe / Gemische

Gesundheitsgefahren (10 Gefahrenklassen)
- Akute Toxizität (oral, dermal oder inhalativ)
- Ätz- / Reizwirkung auf die Haut
- Schwere Augenschädigung / Augenreizung
- Sensibilisierung der Atemwege oder der Haut
- Keimzellmutagenität
- Karzinogenität
- Reproduktionstoxizität
- Spezifische Zielorgan-Toxizität, einmalige Exposition
- Spezifische Zielorgan-Toxizität, wiederholte Exposition
- Aspirationsgefahr

Umweltgefahren (1 Gefahrenklasse)
- Gewässergefährdend (akut und chronisch)

Weitere Gefahren (1 Gefahrenklasse)
- Die Ozonschicht schädigend

Die Einstufung der Stoffe / Gemische ist den Sicherheitsdatenblättern zu entnehmen, die am Arbeitsplatz zur Verfügung stehen müssen.

2.2 Gefahrenpiktogramme

Die Gefahrenpiktogramme sind rot umrandete Rauten mit schwarzen Symbolen auf weißem Grund. Sie vermitteln eine bestimmte Information über die betreffende Gefahr. Sie werden den unterschiedlichen Gefahrenkategorien zugeordnet. Neun Gefahrenpiktogramme stehen zur Verfügung.

Jedem Piktogramm ist ein Code zugeordnet, so steht zum Beispiel die Angabe „GHS07" für das Piktogramm „Ausrufezeichen".

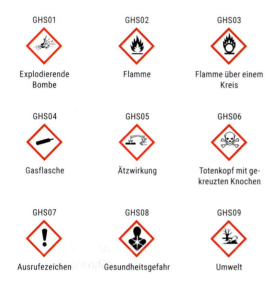

Abbildung 1: Die Piktogramme.
(http://www.unece.org/trans/danger/publi/ghs/pictograms.html).

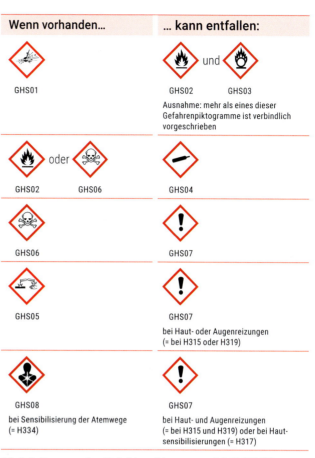

Tabelle 2: Vorrangregelung für Gefahrenpiktogramme nach Artikel 26 CLP-Verordnung

2.3 Vorrangregelung für Gefahrenpiktogramme

Die CLP-Verordnung definiert in Artikel 26 die Vorrangregeln für Gefahrenpiktogramme. Bei der Kennzeichnung mit dem Gefahrenpiktogramm der linken Spalte in Tabelle 2 können die Gefahrenpiktogramme in der rechten Spalte entfallen.

So kann beispielsweise bei einer Kennzeichnung mit GHS05 „Ätzwirkung" das Gefahrenpiktogramm GHS07 „Ausrufezeichen" entfallen. Dies gilt jedoch nur, wenn GHS07 „Ausrufezeichen" in Verbindung mit H315 (Verursacht Hautreizungen) oder H319 (Verursacht schwere Augenreizung) vorgeschrieben ist. Ist das Ausrufezeichen z. B. in Verbindung mit H302 (Gesundheitsschädlich bei Verschlucken) vorgeschrieben, so muss es zusätzlich angebracht werden und kann nicht entfallen.

2.4 Signalwörter

Zusätzlich zu den Gefahrenpiktogrammen werden in Abhängigkeit von der Gefährlichkeit die Signalwörter „Gefahr" oder „Achtung" eingesetzt. Sie sollen den Verbraucher auf eine potenzielle Gefahr hinweisen. Signalwörter sind spezifische Kennzeichnungselemente, die Auskunft über den relativen Gefährdungsgrad geben. Das Signalwort „Gefahr" weist auf eine schwerwiegende Gefahr hin, das Signalwort „Achtung" auf eine weniger schwerwiegende Gefährlichkeit.

Im Rahmen der Vorrangregelung kann bei der Kennzeichnung „Gefahr" der Hinweis „Achtung" entfallen.

2.5 Gefahren- und Sicherheitshinweise

Gefahrenhinweise: Gefahrenhinweise sind standardisierte Textbausteine. Die Gefahrenhinweise / H-Sätze („hazard statements") werden bestimmten Gefahrenklassen und Gefahrenkategorien zugeordnet. Art wie auch gegebenenfalls der Schweregrad der von einem Stoff / Gemisch ausgehenden Gefährdung werden beschrieben. Auf dem Kennzeichnungsetikett sind alle aufgrund der Einstufung erforderlichen Gefahrenhinweise anzugeben, sofern keine eindeutige Doppelung vorliegt (Artikel 27 CLP-Verordnung).

Sicherheitshinweise: Die Sicherheitshinweise / P-Sätze („precautionary statements") beschreiben in standardisierter Form Maßnahmen, um schädliche Wirkungen auf Grund der Exposition gegenüber einem gefährlichen Stoff oder Gemisch bei seiner Verwendung oder Beseitigung zu begrenzen oder zu vermeiden. Die Sicherheitshinweise sind nach den in Anhang IV Teil 1 der CLP-Verordnung festgelegten Kriterien auszuwählen (siehe Kapitel 5.3 Kennzeichnungstabelle / Zuordnung der P-Sätze zu den H-Sätzen). Die Auswahl der Sicherheitshinweise liegt in der Verantwortung des Herstellers oder Inverkehrbringers, also – sofern der Stoff / das Gemisch in der Apotheke für einen Kunden abgefasst wird – der Apotheke. Es gibt keine obligatorischen Sicherheitshinweise, der Hersteller kann diese frei wählen. Dies bedeutet, dass selbst bei einer Legaleinstufung von unterschiedlichen Herstellern für den gleichen Stoff oder das gleiche Gemisch unterschiedliche Kennzeichnungen zu erwarten sind. Wird der Stoff an die breite Öffentlichkeit / private Endverbraucher abgegeben, so ist auf dem Kennzeichnungsetikett mindestens ein Sicherheitshinweis zur Entsorgung anzugeben.

> **Gefahrenhinweis**
> Buchstabe H (harzard statements) dreistellige Zahl
> **Sicherheitshinweis**
> Buchstabe P (precautionary statements) dreistellige Zahl

Die Buchstaben H und P signalisieren die Art des Hinweises (Gefahr / Sicherheit). Die H- und P-Sätze sind mit einer dreistelligen Nummer versehen. Die erste Ziffer steht für die Gruppierung / Art der Gefahr oder auch der Sicherheitshinweise, die beiden anderen Ziffern beinhalten die laufende Nummer.

Gefahrenhinweis ...
2xx physikalisch-chemische Gefahr
3xx Gesundheitsgefahr (toxische Gefahr)
4xx Umweltgefahr

Sicherheitshinweis ...
1xx Allgemeines
2xx Prävention
3xx Reaktion
4xx Lagerung
5xx Entsorgung

> Beispiele:
> H240 – „Erwärmung kann Explosion verursachen" – physikalische Gefahr
> H318 – „Verursacht schwere Augenschäden" – Gesundheitsgefahr
> H400 – „Sehr giftig für Wasserorganismen" – Umweltgefahr
>
> P102 – Darf nicht in die Hände von Kindern gelangen
> P232 – Vor Feuchtigkeit schützen
> P331 – KEIN Erbrechen herbeiführen

Zusätzliche Kennzeichnungselemente beziehen sich auf ergänzende Gefahrenmerkmale, die nicht zum weltweiten GHS-System gehören, aber in der EU Bestandteil der Kennzeichnung sind[1]. Dazu gehören auch einige frühere R-Sätze, wie zum Beispiel der R-Satz 31 „Entwickelt bei der Berührung mit Säure giftige Gase"; jetzt EUH031. Diese zusätzlichen Ergänzungsmerkmale beschreiben Gefahren, die vom CLP-Standard noch nicht abgedeckt sind. (Siehe auch Kapitel 5.1 Gefahrenhinweise – H-Sätze und Kapitel 5.2 Sicherheitshinweise – P-Sätze.)

2.6 Andere Einstufungen nach CLP-Verordnung

Die CLP-Verordnung enthält grundsätzlich ähnliche Kriterien wie die alte Stoff- und Zubereitungsrichtlinie. Allerdings gibt es bei der Zuordnung auch Unterschiede, insbesondere im Bereich der physikalisch-chemischen Gefahren, der akuten Humantoxizität und der Aspirationsgefahr.

Unterschiedliche Kriterien und Verfahren zur Einstufung und Kennzeichnung führen dazu, dass den nach CLP-Verordnung gekennzeichneten Produkten höhere oder auch niedrigere Gefahrenpotenziale zugeordnet werden, als dies bei der bisherigen Kennzeichnung der Fall war. Die Einstufungsgrenzen ändern sich; für die Vergabe der neuen Gefahrenpiktogramme gelten teilweise neue Kriterien. Die neuen Kategorien sind deshalb nicht immer deckungsgleich mit den bisherigen Einstufungen.

Dies bedeutet, es ist zu zahlreichen Umstufungen von Stoffen gekommen, insbesondere von gesundheitsschädlich zu giftig[2]. Bei den Gesundheitsgefahren wird zudem unterschieden zwischen

- direkten Folgen (Vergiftung) und
- längerfristigen Folgen (z. B. Entstehung von Krebs).

Der Totenkopf mit gekreuzten Knochen (GHS06) warnt nur noch vor akut wirkenden Giften, bei den längerfristigen Gefahren ist das Piktogramm Gesundheitsgefahr (GHS08) anzubringen.

---

[1] EU-Leftover, umgangssprachlich EUH-Satz.
[2] Weitere Ausführungen hierzu finden Sie z. B. in Stapel, Ute: GHS – Betriebsanweisungen und Gefährdungsbeurteilung. Eschborn 2017, oder bei der Bundesanstalt für Arbeitsschutz und Arbeitsmedizin: www.baua.de

2.7 Weitere Information

Auf der Internetseite der Europäischen Chemikalienagentur (ECHA) sind weitere umfangreiche Hinweise zu den, im Gefahrstoffbereich, geltenden Rechtsvorschriften, aber auch zur Einstufung und Kennzeichnung von Gefahrstoffen zu finden.

Auf dem Etikett darf nur noch die neue Kennzeichnung angegeben werden; eine doppelte Kennzeichnung (alte Gefahrensymbole und neue Gefahrenpiktogramme) ist nicht zulässig.

3 Innerbetriebliche Kennzeichnung und Lagerung der Standgefäße/Reagenzien

Die Kennzeichnung der Stoffe und Reagenzien muss die wesentlichen Informationen zu den Eigenschaften der Ausgangsstoffe vermitteln. Weitere sicherheitsrelevante Informationen enthalten die jeweiligen Sicherheitsdatenblätter, die im Apothekenbetrieb **am Arbeitsplatz** zur Verfügung stehen müssen, eine digitale Speicherung ist zulässig. Die Sicherheitsdatenblätter müssen für die Mitarbeiter zugänglich sein, z. B. in einem Ordner auf dem Computer. Die beiliegende CD kann hierfür herangezogen werden (Datenstand beachten und ggf. aktualisierte PDF der Hersteller ergänzen). Ein allgemeiner Hinweis auf das Internet ist nicht ausreichend. Jedoch sind die Internetseiten der Inverkehrbringer eine gute Quelle, um zu einzelnen Stoffen aktuelle Sicherheitsdatenblätter herunterzuladen und im entsprechenden Ordner abzulegen.

Standgefäße sind grundsätzlich mit Gefahrenpiktogramm / en, Signalwort, Gefahren- und Sicherheitshinweisen (H- und P-Sätze) sowie ggf. ergänzenden Informationen zu kennzeichnen. In Apotheken ist weiterhin eine vereinfachte Kennzeichnung zulässig (s. Punkt 3.1).

Die Apothekenmitarbeiter erkennen die charakteristischen Gefahren des Stoffes / des Gemisches am **Gefahrenpiktogramm** und dem **Signalwort** sowie an den **Gefahrenhinweisen**, die zum Beispiel auf krebserzeugende oder keimzellmutagene / erbgutverändernde Eigenschaften hinweisen.

Die Bundesapothekerkammer empfiehlt in ihren Handlungsempfehlungen ein farbliches Kennzeichnungskonzept. Die Gefahrenhinweise auf den Standgefäßen (zusätzlich zu Gefahrenpiktogramm und ggf. Signalwort oder anderen spezifischen Hinweisen) sollen farbig mit Textmarker oder mit farbigem Aufkleber versehen werden. Die Mitarbeiter können anhand der farbigen Kennzeichnung so schnell die erforderlichen Arbeitsschutzmaßnahmen erkennen. Bei einer Kennzeichnung mit „rot" besteht ein Beschäftigungsverbot für Schwangere und Stillende. Die zusätzliche farbliche Kennzeichnung ist rechtlich nicht vorgeschrieben. In der Literatur wird sie oftmals angeben, so dass die Mitarbeiter sich auch bei der Planung der Herstellung bereits daran orientieren können. In Apotheken, insbesondere mit umfangreicher Herstellung, in PTA-Schulen wie auch an Universitäten wird das System in der Regel umfassend umgesetzt (siehe Tabelle 3). In einigen Apotheken dient das Farbsystem einer ersten Einschätzung der Gefahr und der möglicherweise auszuwählenden Schutzmaßnahme. Der Apotheker muss nach § 6 GefStoffV eine Gefährdungsbeurteilung u. a. auch unter Berücksichtigung der ordnungsgemäßen Kennzeichnung erstellen. In der Gefährdungsbeurteilung kann der Apotheker für seine Apotheke differenzierte Schutzmaßnahmen – risikobezogen – festlegen.

> Im Verzeichnis der Gefahrstoffe – Kapitel 1 dieses Buches – wurde bei der Zuordnung eines roten Punktes auf die Angabe weiterer farbiger Punkte, z. B. gelb oder orange, die sich aufgrund anderer Eigenschaften des Stoffes ergeben, verzichtet, da der rote Punkt alle Schutzmaßnahme der anderen Punkte beinhaltet.

Farbe	Potenzielle Gefahr	Persönliche Schutzausrüstung
Tätigkeiten mit Stoffen, die nicht zu den CMR Stoffen der Kategorie 1A und 1B gehören		
Gelb	Gefahr durch Hautkontakt	Schutzhandschuhe
Orange	Gefahr durch Einatmen	Atemschutz
Hellblau	Gefahr für die Augen	Schutzbrille
Tätigkeiten mit CMR Stoffen der Kategorie 1A und 1B		
Rot	Gefahr durch Kontakt	Schutzhandschuhe / Atemschutz / Schutzbrille

Tabelle 3: Farbliches Kennzeichnungskonzept der Bundesapothekerkammer

3.1 Vollständige und vereinfachte innerbetriebliche Kennzeichnung bei Standgefäßen / Reagenzien

Grundsätzlich muss die Kennzeichnung deutlich sichtbar und dauerhaft sein. Ein schon vorhandenes Etikett darf nicht überschrieben werden.

Nach der TRGS 201 ist eine vollständige und eine **vereinfachte Kennzeichnung bei Standgefäßen in Laboratorien und Apotheken (Handgebrauch / bis 1 Liter)** möglich.

Eine vollständige Kennzeichnung bei Tätigkeiten enthält neben der Identifikation des Stoffes oder Gemisches die auf der Einstufung basierenden Kennzeichnungselemente; auf Grundlage der CLP-Verordnung sind dies: Gefahrenpiktogramm, Signalwort, Gefahren- und Sicherheitshinweise (H- und P-Sätze im Wortlaut) sowie ggf. ergänzende Informationen (nach TRGS 201 4.3 (4)).

Eine vereinfachte Kennzeichnung ist nur unter den Bedingungen zulässig, dass dies die Gefährdungsbeurteilung zulässt und dort entsprechend dokumentiert ist, die nach Gefahrstoffverordnung entsprechenden Betriebsanweisun-

3 Innerbetriebliche Kennzeichnung und Lagerung der Standgefäße / Reagenzien

Innerbetriebliche Kennzeichnungselemente nach CLP-Verordnung bei Tätigkeiten	vollständig	vereinfacht (≤ 1 l)
Inhaltsangabe / gebräuchliche wissenschaftliche Bezeichnung nach Synonymverzeichnis		
bei Stoffen – Stoffname bei Gemischen – Handelsname oder -bezeichnung – Identität bestimmter Inhaltsstoffe	ja[a] ja[a] empfohlen	ja[a] ja[a] empfohlen
Gefahrenpiktogramm(e)	ja	ja[b]
Signalwort	ja	nein (aber empfohlen)
Gefahrenhinweise im Wortlaut	ja	nein[c]
Sicherheitshinweise im Wortlaut	ja	nein
Ergänzende Informationen, z. B. zusätzliche Hinweise wie EUH-Sätze	ja	nein
für den Apothekenbetrieb nach ApBetrO für pharmazeutische Ausgangsstoffe vorgeschrieben: Prüfnummer / Chargennummer Verfalldatum / Lagerfrist	 ja ja	 ja ja

a) Auch betriebsinterne Bezeichnung möglich
b) Bei mehreren Piktogrammen ggf. eine angemessene Auswahl unter Berücksichtigung der Rangfolgeregelungen, d. h. Darstellung von Hauptgefahren mit den Piktogrammen bei Bedarf ergänzt durch Gefahrenhinweis (im Wortlaut ggf. in geeigneter Weise verkürzt, z. B. cancerogen oder andere Kurzinformationen, z. B. CMR oder H-Satz als Nummer)
c) Wenn die Aussagekraft der Gefahrenpiktogramme zu unspezifisch ist, kann der Gefahrenhinweis in geeigneter Weise verkürzt, z. B. cancerogen oder andere Kurzinformationen, z. B. CMR oder H-Satz als Nummer (bei GHS06 und GHS08 wird aus Arbeitsschutzgründen empfohlen die H-Sätze im Wortlaut anzugeben) ergänzt werden.

Tabelle 4: Vollständige und vereinfachte **innerbetriebliche** Kennzeichnung nach TRGS 201 (Stand Februar 2017)

gen zu den auftretenden Gefahren und den notwendigen Schutzmaßnahmen vorliegen und die Mitarbeiter entsprechend unterwiesen wurden. Die Mitarbeiter müssen die vom Stoff / Gemisch ausgehenden Gefahren kennen. Tabelle 4 zeigt, welche Kennzeichnung dann auf Grundlage der TRGS 201 bei Tätigkeiten möglich ist.

Die vereinfachte Kennzeichnung nur mit Stoffname, Gefahrenpiktogramm und ggf. Signalwort ist bei Standgefäßen und Reagenzien **unter bestimmten Bedingungen** zulässig. Eine weitergehende Kennzeichnung (Angabe der Gefahrenhinweise ggf. verkürzt) kann aus Gründen des Arbeitsschutzes angezeigt sein; sie wird bei der Kennzeichnung mit GHS06 und GHS08 empfohlen; weitere apothekeninterne Kennzeichnungen / Hinweise sind möglich.

Standgefäße über 1 Liter sind umfassend zu kennzeichnen, also zusätzlich mit der Angabe der Gefahrenhinweise und Sicherheitshinweise im Wortlaut.

3.2 Lagerung der Ausgangsstoffe

Nach § 8 Abs. 7 GefStoffV muss der Apotheker sicherstellen, dass Stoffe und Gemische, die als akut toxisch Kategorie 1, 2 oder 3, spezifisch zielorgantoxisch Kategorie 1, krebserzeugend Kategorie 1A oder 1B oder keimzellmutagen Kategorie 1A oder 1B eingestuft sind, unter Verschluss oder so aufbewahrt oder gelagert werden, dass nur fachkundige und zuverlässige Personen Zugang haben (Tabelle 5).

Dies bedeutet, dass Stoffe / Gemische, die als reproduktionstoxisch Kategorie 1A oder 1B eingestuft sind (z. B. Glucocorticoide, TRGS 905, Stand:08.06.2017) in der Apotheke nicht unter Verschluss aufzubewahren oder zu lagern sind.

In der Apotheke werden sowohl die Reagenzien im Labor, wie auch die Ausgangsstoffe in der Rezeptur in einem abschließbaren Schrank / Schublade gelagert.

Im Unterschied zur Verschlusslagerung im Apothekenbetrieb gibt es im Handel zahlreiche Ausgangsstoffe, die mit dem Sicherheitshinweis „Unter Verschluss aufbewahren" (P405) gekennzeichnet sind. Diese Vorschrift gilt bei der Lagerung beim Endverbraucher, nicht zwingend für die innerbetriebliche Lagerung im Apothekenbetrieb.

In der Apotheke dürfen **Tätigkeiten** mit den unter Verschluss zu lagernden Stoffen und Gemischen und zusätzlich die als reproduktionstoxisch Katgorie 1A oder 1B oder als atemwegssensibilisierend eingestufen Stoffe und Gemische nur von fachkundigen oder besonders unterwiesenen Personen durchgeführt werden.

In der Gefährdungsbeurteilung sollte konkretisiert werden, dass bei Tätigkeiten mit Gefahrstoffen grundsätzlich nur fachkundiges Personal eingesetzt wird.

Lagerung unter Verschluss (innerbetrieblich)

Verschlusslagerung nach § 8 (7) GefStoffV		zugehörige Gefahrenhinweise (H-Sätze)	zugehöriges Gefahrenpiktogramm mit Signalwort
Gefahrenklasse	Gefahrenkategorie		
akute Toxizität	Kategorie 1	H300, H310, H330	GHS06 Gefahr
akute Toxizität	Kategorie 2	H300, H310, H330	GHS06 Gefahr
akute Toxizität	Kategorie 3	H301, H311, H331	GHS06 Gefahr
Keimzellmutagenität	Kategorie 1 A	H340	GHS08 Gefahr
Keimzellmutagenität	Kategorie 1 B	H340	GHS08 Gefahr
karzinogene Wirkungen	Kategorie 1 A	H350	GHS08 Gefahr
karzinogene Wirkungen	Kategorie 1 B	H350	GHS08 Gefahr
spezifische Zielorgantoxizität bei einmaliger Exposition	Kategorie 1	H370	GHS08 Gefahr
spezifische Zielorgantoxizität bei wiederholter Exposition	Kategorie 1	H372	GHS08 Gefahr

Tabelle 5: Lagerung unter Verschluss im Apothekenbetrieb nach § 8 (7) Gefahrstoffverordnung

Lagerung in ortsbeweglichen Behältern

Einstufung / Eigenschaft	Gefahrenhinweis nach CLP-Verordnung	Maximale Lagermenge in der Apotheke ohne Lagerraum[1]	Maximale Lagermenge im Lagerraum bzw. im Sicherheitsschrank (FWF 30)[2]	Beispiele
Extrem und leicht entzündbare Flüssigkeiten	H224 H225	20 kg, davon bis 10 kg extrem entzündbar	200 kg	H224: Ethylether, Acetaldehyd H225: Aceton, Ethanol, Isopropylalkohol
Entzündbare Flüssigkeiten	H226	100 kg	1000 kg	H226: Benzin
Brennbare Flüssigkeiten		1.000 kg	1.000 kg	
Oxidierende Flüssigkeiten und Feststoffe	H271	1 kg	5 kg	H271: Perchlorsäure > 50 % Kaliumchlorat Natriumchlorat Natriumperchlorat
	H272	50 kg	200 kg	H272: Ammoniumnitrat, Kaliumnitrat
Gase in Druckgasbehältern	H280, H281	2,5 l		
	H220, H221	2,5 l		
	H270	2,5 l		

1 Bei der Aufbewahrung im Arbeitsraum ist neben der maximalen Menge zu beachten, dass die Behälter nur klein sein dürfen; z. B. entzündbare Flüssigkeiten in zerbrechlichen Gefäßen (Glas, Porzellan, Steinzeug) bis max. 2,5 l, in nicht zerbrechlichen Gefäßen bis 10 l.
2 Gefahrstoffe mit einer Zündtemperatur unter 200°C, z. B. Schwefelkohlenstoff, sowie extrem entzündbare Flüssigkeiten (H224) dürfen in der angegebenen Menge nur in belüfteten Sicherheitsschränken mit einer feuerbeständigen Ausführung FWF 90 gelagert werden.

Tabelle 6: Lagerung von Gefahrstoffen in ortsbeweglichen Behältern in Arbeitsäumen bzw. Lagerraum / Sicherheitsschränken (geändert nach „BAK Empfehlungen zu Arbeitsschutzmaßnahmen bei Tätigkeiten mit Gefahrstoffen" Punkt 2.4, Stand 23.11.2016, aktualisiert am 03.01.2018)

Bei der Aufbewahrung brand- und explosionsgefährlicher Stoffe im Arbeitsraum und / oder Lagerung im Lagerraum bzw. Sicherheitsschrank müssen die Vorgaben der TRGS 510 „Lagerung von Gefahrstoffen in ortsbeweglichen Behältern" eingehalten werden (Tabelle 6).

Die neue Apothekenbetriebsordnung ermöglicht bei den vorrätig zu haltenden Reagenzien eine flexiblere, praxisorientierte Lösung. Alte, nicht mehr benötigte Reagenzien oder solche, die geminderte Qualität aufweisen, sollten ordnungsgemäß vernichtet werden.

Die vorrätig zu haltenden Reagenzien müssen nach den neuen Bestimmungen grundsätzlich dem Bedarf entsprechen; eine Mindestausstattung muss dennoch vorhanden sein. Als Orientierung könnten hier die Herstellungsanweisungen und Herstellungsprotokolle heran gezogen werden.

Chemikalien, die nicht zu pharmazeutischen Zwecken verwendet oder abgegeben werden, sind getrennt von den Arzneistoffen mit einer entsprechenden Kennzeichnung (z. B. „Abgabe nur zu technischen Zwecken") zu lagern, z. B. Wasserstoffperoxid, Salzsäure oder Natriumhydroxid. Diese Ausgangsstoffe sind nicht zwingend nach § 6 ApBetrO zu prüfen. Die Verpflichtung zur Prüfung (Identitätsprüfung bei vorliegendem ordnungsgemäßem Zertifikat) gilt nur bei arzneilicher Verwendung und Abgabe.

Achtung:
- Die Lagerung der Nitroaromaten (reaktive Substanzen) im Reagenziensatz ist zu prüfen. Hierzu gehören u. a. 3,5-Dinitrobenzoylchlorid, Dinitrophenol, 2,4,Dinitrophenylhydrazin. Im trockenen Zustand ist Pikrinsäure und 2,4-Dinitrophenylhydrazin explosionsgefährlich und wird deshalb phlegmatisiert in den Handel gebracht. Die Sicherheitsdatenblätter machen folgende Angaben: „Lagerungsbedingungen: Die Einkaufsdaten für jeden Behälter müssen festgehalten werden. Material, das älter als 2 Jahre ist, sollte beseitigt werden. Alle 6 Monate überprüfen und nach Bedarf Wasser hinzufügen. Behälter alle drei Monate umdrehen, um das Wasser zu verteilen. Hitze, Flammen und Funken fernhalten".
- Besondere Entsorgungsvorschriften gelten bei Uranylacetat, eine radioaktive Substanz, die nach dem Arzneibuch (DAB 6) vorgeschrieben war.
- Sollte noch Phosphor im Phosphorschrank im Keller gelagert werden, so ist eine sachgerechte Entsorgung sicherzustellen. Altbestände sind unter Berücksichtigung der gebotenen Vorsichtsmaßnahmen zu entsorgen (Brandgefahr).

3.3 Jährliche Überprüfung des Gefahrstoffverzeichnisses

Dieses Verzeichnis der apothekenüblichen Gefahrstoffe kann als betriebsinternes Gefahrstoffverzeichnis (§ 6 (12) GefStoffV) verwendet werden. Gefahrstoffe, die im Betrieb nicht vorhanden sind, müssen dann aus dem Verzeichnis gestrichen werden, weitere, im Verzeichnis nicht aufgeführte Gefahrstoffe, müssen am Ende der Tabelle ergänzt werden.

Jährlich hat eine Überprüfung und ggf. Ergänzung des Gefahrstoffverzeichnisses zu erfolgen. Diese Überprüfung muss schriftlich mit Unterschrift und Datum dokumentiert werden (siehe Vorlage S. 138).

4 Abgabe und Kennzeichnung der Abgabegefäße

Leitfaden für die Abgabe von Gefahrstoffen

Neben der ordnungsmäßen Kennzeichnung der Gefahrstoffe sind weitere rechtliche Vorgaben, Verbote und Beschränkungen im Rahmen der Abgabe zu beachten. Deshalb ist bei der Abgabe und Kennzeichnung der Gefahrstoffe ein systematisches Vorgehen – entsprechend der Verfahrensweise wie in Tabelle 7 zusammengefasst – empfohlen.

Punkt 1:
Gefahrstoff, Biozid oder Arzneimittel – welche Zweckbestimmung?

Die Zweckbestimmung ist entscheidend für die anzuwendenden Vorschriften. Soll der Stoff / das Gemisch zu arzneilichen Zwecken verwendet werden, so gilt die Apothekenbetriebsordnung wie auch die arzneimittelrechtlichen Vorschriften bezogen auf die Verkehrsfähigkeit und die Kennzeichnung.

Ist eine **gefahrstoffrechtliche Verwendung**, z. B. eine technische Verwendung beabsichtigt, so gilt das Gefahrstoffrecht. Verschreibungspflichtige Arzneistoffe oder Betäubungsmittel dürfen als Gefahrstoffe grundsätzlich nicht an **private Personen** abgegeben werden. Die Abgabe verschreibungspflichtiger Arzneistoffe zu wissenschaftlichen oder Analysezwecken an ein Labor, eine Forschungsanstalt oder auch an eine Schule kann ggf. jedoch möglich sein. In diesem Fall wird empfohlen, die Abgabe im Abgabebuch zu dokumentieren.

Arzneiliche Zweckbestimmung: Rezepturarzneimittel werden nach § 14 Apothekenbetriebsordnung (ApBetrO) gekennzeichnet. Dies gilt auch grundsätzlich bei Rezepturarzneimittel mit gefährlichen physikalischen Eigenschaften. Eine zusätzliche Kennzeichnung nach Gefahrstoffrecht ist hier nicht vorgeschrieben. Da jedoch nach § 14 ApBetrO Hinweise – soweit erforderlich – zu besonderen Vorsichtsmaßnahmen, um Gefahren für die Umwelt zu vermeiden, angebracht werden können, liegt eine weitergehende Kennzeichnung in der Verantwortung des Apothekers. Bei Rezepturarzneimitteln, die größere Mengen an z. B. Ethanol, Isopropylalkohol oder Ether enthalten, kann aus Sicherheitsgründen das Gefahrenpiktogramm GHS02, im Einzelfall auch GHS01 oder auch GHS03 angebracht werden.

Standardzulassungen hingegen sind wie Fertigarzneimittel zu betrachten und nach Arzneimittelgesetz zu kennzeichnen.

Leitfaden für die Abgabe von Gefahrstoffen

Notwendige Überprüfungen:	
1	Gefahrstoff, Biozid oder Arzneimittel – welche Zweckbestimmung?
2	Plausibilität und Legalität des angegebenen Verwendungszwecks prüfen! Ist der Anwendungszweck plausibel, legal und sicher? Ist die nachgefragte Menge plausibel?
3	Private Endverbraucher oder gewerbliche / berufliche Verwendung Gewerblich / berufliche Verwendung → aktuelles Sicherheitsdatenblatt aushändigen; dies ggf. bei der Dokumentation vermerken.

4	Abgabeverbote / Abgabebeschränkungen von Chemikalien
	  a. REACH – Anhang XVII
	  b. Ausgangsstoffe für Explosivstoffe
	  c. GÜG
	  d. ChemVerbotsV

5	Kennzeichnung / Verpackung nach CLP-Verordnung (siehe Angaben Gefahrstoffverzeichnis)
	  a. Etikett zusätzliche Kennzeichnung / Verpackung bei privaten Endverbrauchern
	  b. Kleinstmengenregelung
	  c. Kindergesicherter Verschluss
	  d. Tastbarer Gefahrenhinweis

6	Abgabevorschriften
	  a. Handelserlaubnis
	  b. Mündliche Informationspflicht
	  c. Dokumentation (Abgabebuch und ggf. Empfangsschein)
	  d. Selbstbedienungsverbot
	  e. Versandhandel

Tabelle 7: Strukturiertes Vorgehen bei der Abgabe von Gefahrstoffen

Achtung! Biozide, z. B. Propan-2-ol 70 % (Isopropylalkohol oder Isopropanol oder 2-Propanol) als Flächen- bzw. Händedesinfektionsmittel

Die Biozid-Verordnung (EU-VO 528 / 2012) ist am 17.07.2012 in Kraft getreten und ersetzt die bisherige Biozid Richtlinie 98 / 8 / EG; sie regelt europaweit das Inverkehrbringen und die Verwendung von Biozid Produkten.

Zulassungspflicht: Gemäß Artikel 17 der Verordnung dürfen nur die Biozidprodukte auf dem Markt bereit gestellt und verwendet werden, die gemäß der Verordnung zugelassen sind. Im Rahmen der Übergangsregelung hätte ein Zulassungsantrag bis spätestens 01.07.2016 gestellt werden müssen, damit die Produkte weiterhin verkehrsfähig bleiben.

Dies gilt auch für das oftmals von Apotheken hergestellte Flächendesinfektionsmittel mit dem Wirkstoff Propan-2-ol 70 % (Isopropylalkohol oder Isopropanol oder 2-Propanol). Wurde kein Zulassungsantrag gestellt, so dürfen die Produkte noch 180 Tage vermarktet bzw. abgegeben und 365 Tage verwendet werden. Ab dem 1.7.2017 ist eine Verwendung von nicht zugelassenen Desinfektionsmittel auch in der eigenen Apotheke nicht mehr erlaubt.

Dies gilt auch für 2-Propanol haltige Produkte für die Händedesinfektion, die ebenfalls vom Geltungsbereich der Biozid Verordnung erfasst werden.[3]

> In den weiteren Punkten wird nur noch die gefahrstoffrechtliche Abgabe und Kennzeichnung behandelt!

Punkt 2:
Plausibilität und Legalität des angegebenen Verwendungszwecks

Die Abgabe von Chemikalien liegt im Ermessen wie auch der Verantwortung des Abgebenden; es besteht kein Kontrahierungszwang. Die Abgabe ist nur zulässig, wenn unverdächtige, legale und vernünftige Verwendungszwecke angegeben werden. Die Zweckbestimmung muss für den Abgebenden nachvollziehbar sein. Es muss ausgeschlossen sein, dass der Erwerber sich selbst oder andere mit der Chemikalie gefährdet. Die Abgabe ist zu verweigern, wenn der Verdacht besteht, der Erwerber könnte die Chemikalie zum Herstellen von Sprengstoff oder Feuerwerkskörpern verwenden. Die Abgabe ist ebenfalls zu verweigern, wenn der Verdacht aufkommt, die nachgefragte Chemikalie sollte zur Herstellung von Suchtstoffen und psychotropen Stoffen eingesetzt werden.

Es gibt zwei unterschiedliche Meldewege:

- **Ausgangsstoffe für Explosivstoffe:** Die Verwendung und Vermarktung ist bei verdächtigen Transaktionen, bei Abhandenkommen oder auch Diebstahl der gelisteten Stoffe den zuständigen Landeskriminalämtern zu melden (siehe Anhang Kapitel 5.9 Adressen der Landeskriminalämter)
- **GÜG:** Besteht der Verdacht auf unerlaubte Herstellung von Betäubungsmitteln (Handel mit Drogenausgangsstoffen nach dem Grundstoffüberwachungsgesetz (GÜG)), so erfolgt die Meldung an die Gemeinsame Grundstoffüberwachungsstelle ZKA / BKA (GÜS) beim Bundeskriminalamt, Postfach 1820, 65173 Wiesbaden, Telefon: 0611 / 551 40 86 oder 551 48 88, Telefax: 0611 / 551 40 93

Punkt 3:
Private Endverbraucher oder gewerbliche / berufliche Verwendung

Private Endverbraucher

Viele Verbote und Beschränkungen gelten bei der privaten Verwendung von Gefahrstoffen. Dies ist u. a. auch von Bedeutung für die Verpackung (siehe Punkt 5b, c), die Kennzeichnung (siehe Punkt 5d) sowie die Dokumentation der Abgabe (siehe Punkt 6c).

Gewerbliche / berufliche / Verwendung (Firmen / Ärzte / Lehrer)

Soll der Stoff / das Gemisch gewerblich oder auch beruflich verwendet werden, so ist zunächst an die Abgabe eines **aktuellen Sicherheitsdatenblattes** zu denken. Ein Sicherheitsdatenblatt in deutscher Sprache ist an gewerbliche und berufliche Abnehmer wie zum Beispiel an einen Restaurator, an Ärzte oder Lehrer kostenlos in aktueller Fassung abzugeben. Dies gilt nicht bei der Abgabe an private Endverbraucher. Wird der Stoff / das Gemisch mehrfach von dem gleichen Erwerber bezogen (z. B. einer Arztpraxis), so ist eine erneute Abgabe eines Sicherheitsdatenblattes nur bei einer aktualisierten Fassung erforderlich.

Es wird empfohlen, die Abgabe des Sicherheitsdatenblattes, zumindest bei den dokumentationspflichtigen Gefahrstoffen, auch in den Aufzeichnungen (Abgabebuch / Empfangsbescheinigung) zu vermerken. Werden dokumentationspflichtige Gefahrstoffe abgegeben, so sollte der Nachweis zum Gewerbe oder ein Hinweis zur beruflichen Verwendung dokumentiert werden (z. B. Goldschmied, Elektriker, Präparator von Tieren, Förster, Lehrer) (siehe Punkt 6c).

Punkt 4:
Abgabeverbote und Beschränkungen von Chemikalien

4a: REACH – Anhang XVII

Im Anhang XVII der REACH-Verordnung wird die Herstellung, das Inverkehrbringen und die Verwendung bestimmter gefährlicher Stoffe, Gemische und Erzeugnisse geregelt. Die meisten Verbote und Beschränkungen sind für den normalen Apothekenbetrieb nicht von Bedeutung. Mehrere Stoffe dürfen jedoch nicht an die breite Öffentlichkeit (private Endverbraucher) abgegeben werden, z. B. CMR-Stoffe / Gemische der Kategorie 1A / 1B. Bei den im Kapitel 5.6 aufgelisteten Stoffen / Gemischen muss im Einzelfall gemäß der REACH-Verordnung Anhang XVII geprüft werden, ob eine Abgabeverbot oder eine Beschränkung bei der jeweiligen Verwendung besteht (Tabelle 8, siehe nächste Seite).

Spalte 1 gibt die Bezeichnung und den Produktidentifikator des „beschränkten" Stoffes an, Spalte 2 führt die Bedingungen dieser Beschränkung auf.

> Stoffe / Gemische mit CMR-Eigenschaften der Kategorie 1A und 1B (REACH Anhang XVII Ziffer 28, 29 und 30) dürfen grundsätzlich nicht an private Endverbraucher / breite Öffentlichkeit abgegeben werden.

---

[3] Siehe hierzu Durchführungsbeschluss EU 2016 / 904 der Kommission vom 8. Juni 2016 gemäß Artikel 3 der EU Verordnung 528 / 2012

4 Abgabe und Kennzeichnung der Abgabegefäße

Auszug aus Anhang XVII REACH-Verordnung

Spalte 1 (gekürzt) Bezeichnung des Stoffes, der Stoffgruppen oder der Gemische	Spalte 2 (gekürzt) Beschränkungsbedingungen
1. Polychlorierte Terphenyle (PCT)	Dürfen nicht in Verkehr gebracht oder verwendet werden: • als Stoffe, • in Gemischen, einschließlich Altölen, die mehr als 0,005 Gew.-% PCT enthalten.
2. Chlorethen (Vinylchlorid)	Darf für keinen Verwendungszweck als Treibgas für Aerosole verwendet werden. Aerosolpackungen, die diesen Stoff als Treibgas enthalten, dürfen nicht in Verkehr gebracht werden.
3. Flüssige Stoffe oder Gemische, die als gefährlich gelten	Dekorationsgegenstände, die u.a Farbeffekte / Farbstoff in Öllampen mit H 304; Grillanzünder mit H 304
5. Benzol	u. a. Spielwaren, Ausnahme Treibstoff
9. a) Panamarindenpulver (Quillaja saponaria) und seine Saponine enthaltenden Derivate bis f)	verboten in Scherzartikeln, Niespulver und Stinkbomben
10. a) Ammoniumsulfid bis c)	
12. 2-Naphthylamin und seine Salze	> 0,1 Gew.-%
13. Benzidin und seine Salze	> 0,1 Gew.-%
16. Bleicarbonate: a) und b)	
17. Bleisulfate: (a) und b)	
18. Quecksilberverbindungen	
18a. Quecksilber	
19. Arsenverbindungen	
20. Zinnorganische Verbindungen	z. B. als Biozide in Farben
23. Cadmium und seine Verbindungen	
27. Nickel und seine Verbindungen	
28. krebserzeugende Stoffe der Kategorie 1A oder 1B 29. erbgutverändernde Stoffe der Kategorie 1A oder 1B 30. fortpflanzungsgefährdende Stoffe der Kategorie 1A oder 1B	Verbot der Abgabe an Privatpersonen
31. a) Kreosot; Waschöl bis i)	
32. Chloroform 35. 1,1,2,2-Tetrachlorethan	Verbot der Abgabe an Privatpersonen
43. Azofarbstoffe	
47. Chrom-VI-Verbindungen	
48. Toluol	
50. Polyzyklische aromatische Kohlenwasserstoffe (PAK) a) bis h)	
51. Phthalate a) bis c)	
52. Phthalate a) bis c)	
56. Methylendiphenyl-Diisocyanat (MDI) a) bis c)	nicht zur Abgabe an die breite Öffentlichkeit in Gemischen, ...
57. Cyclohexan	
58. Ammoniumnitrat (AN)	
59. Dichlormethan	
60. Acrylamid	
61. Dimethylfumarat (DMF)	
62. Phenylquecksilberverbindungen a) bis e)	
63. Blei und seine Verbindungen	
64. 1,4-Dichlorbenzol	
65. Anorganische Ammoniumsalze	
66. Bisphenol A	
69. Methanol	... nicht in Scheibenwaschflüssigkeiten oder Scheibenfrostschutzmitteln in einer Konzentration von 0,6 Gew.-% oder mehr für die allgemeine Öffentlichkeit ...
70. Octamethylcyclotetrasiloxan (D4)	in abwaschbaren kosmetischen Mitteln nicht in einer Konzentration von ≥ 0,1 Gew.-% ...

Tabelle 8: Auszug aus Anhang XVII REACH-Verordnung. Siehe auch: Kapitel 5.6. Der Anhang XVII der REACH-Verordnung ist unter http://www.reach-clp-biozid-helpdesk.de/de/REACH/Zulassung-Beschraenkung/Beschraenkung/Anhang-XVII/Anhang17.html in aktueller Form zu finden.

4b: Ausgangsstoffe für Explosivstoffe

Die EU Verordnung 98 / 2013 über die Vermarktung und Verwendung von Ausgangsstoffen für Explosivstoffe (ExplV) ist am 02.09.2014 in Kraft getreten. Die Abgabeverbote und Beschränkungen werden im Anhang I und II der Verordnung geregelt.

Im Anhang I werden Abgabeverbote und Beschränkungen an private Endverbraucher für bestimmte Stoffe definiert. Im Anhang II geht es um die Meldepflicht verdächtiger Transaktionen, ebenfalls bezogen auf bestimmte Stoffe.

Anhang I: Abgabeverbote und Beschränkungen nach Anhang I in Verbindung mit Artikel 4 ExplV

Anhang I enthält die Stoffe, die Mitgliedern der Allgemeinheit weder als solche noch in Gemischen oder in Stoffen, die diese Stoffe enthalten, bereitgestellt werden dürfen, wenn ihre Konzentration die in der Tabelle 9 genannten Konzentrationen überschreitet.

Abgabe an Privatpersonen: Die gelisteten Stoffe (Tabelle 9) dürfen an Privatpersonen bis zu der angegebenen Konzentration abgegeben werden; oberhalb der Konzentration ist die Abgabe verboten.

Abgabe an gewerbliche / berufliche Verwender: Die Abgabe der gelisteten Stoffe ist bei legaler gewerblicher / beruflicher Zweckbestimmung auch oberhalb der Konzentration möglich. Die Abgabe sollte im Abgabebuch dokumentiert werden, ebenso der Nachweis zum Gewerbe oder auch zur Berufsausübung.

Stoffname	CAS-Nr.	Konzentrationsgrenze
Wasserstoffperoxid	CAS-Nr. 7722-84-1	12 Gew.-%
Nitromethan	CAS-Nr. 75-52-5	30 Gew.-%
Salpetersäure	CAS-Nr. 7697-37-2	3 Gew.-%
Kaliumchlorat	CAS-Nr. 3811-04-9	40 Gew.-%
Kaliumperchlorat	CAS-Nr. 7778-74-7	40 Gew.-%
Natriumchlorat	CAS-Nr. 7775-09-9	40 Gew.-%
Natriumperchlorat	CAS-Nr. 7601-89-0	40 Gew.-%

Tabelle 9: Die Stoffe dürfen bis zur angegebenen Konzentration an Privatpersonen abgegeben werden.

Grundsätzlich kann jede Abgabe von Gefahrstoffen / Chemikalien dokumentiert werden.

Anhang II: Meldepflicht für verdächtige Transaktionen

Nach Anhang II besteht eine Meldepflicht bei den nachfolgend aufgelisteten Stoffen bei verdächtigen Transaktionen, bei Abhandenkommen und bei Diebstahl an das zuständige Landeskriminalamt (Artikel 9 EU Verordnung 98 / 2013).

In Kapitel 5.9 sind die Adressen der zuständigen Landeskriminalämter aufgelistet.

Stoffe, die der Meldepflicht für verdächtige Transaktionen unterliegen, sind:

- Hexamin (Hexamethylentetramin / Methenamin / Urotropin)
- Schwefelsäure
- Aceton
- Kaliumnitrat
- Natriumnitrat
- Calciumnitrat
- Kalkammonsalpeter
- Ammoniumnitrat und ammoniumnitrathaltige Zubereitungen (Stickstoffkonzentration im Verhältnis zum Ammoniumnitrat > 16 Gew.-%)
- Ammoniumnitrat [...]
- Aluminium, Pulver (mit einer Partikelgröße von kleiner 200 µm als Stoff oder in Gemischen mit mindestens 70 Massenprozent Aluminium)
- Magnesiumnitrat-Hexahydrat
- Magnesium-Pulver (mit einer Partikelgröße von kleiner 200 µm als Stoff oder in Gemischen mit mindestens 70 Massenprozent Magnesium)

Kaliumpermangant ist in Anhang II nicht mit aufgeführt, es wird aber auch hier empfohlen, verdächtige Transaktionen zu melden.

Verdächtige Transaktionen sind z. B., wenn der potentielle Kunde

- sich hinsichtlich der beabsichtigten Verwendung des Stoffes oder Gemisches nicht im Klaren zu sein scheint;
- mit der beabsichtigten Verwendung des Stoffes oder Gemisches nicht vertraut erscheint oder sie nicht plausibel begründen kann;
- Stoffe in für den Privatgebrauch ungewöhnlichen Mengen, Kombinationen oder Konzentrationen erwerben möchte;
- nicht bereit ist, seine Identität oder seinen Wohnsitz nachzuweisen; oder
- auf ungewöhnlichen Zahlungsmethoden – einschließlich hohen Barzahlungen – besteht.

Datenschutz: Grundsätzlich gilt für den Apotheker die Schweigepflicht. Im Einzelfall bedarf es jedoch einer Güterabwägung, ob eine vermutete geplante Tat schwerer wiegt als die rechtlich verbindliche Schweigepflicht. Besteht ein begründeter Verdacht oder liegen Anhaltspunkte für eine verdächtige Transaktion vor, dass die Gefahrstoffe möglicherweise für eine schwerwiegende Tat verwendet werden könnten, so ist die Verletzung der Schweigepflicht gerechtfertigt. In diesem Fall sollte die Abgabe heraus gezögert (späterer Abholtermin) und die Polizei benachrichtigt werden. Hilfreich ist es, wenn genaue Daten zum Ankaufsversuch (Chemikalie, Menge, Zweckbestimmung, Ort und Zeitpunkt) wie auch zur Person (Beschreibung, Körperbau, Haarfarbe, Alter, besondere Merkmale), ggf. zum Fahrzeug (Typ, Farbe und Kennzeichen) gemacht werden können.

4 Abgabe und Kennzeichnung der Abgabegefäße

4c: Grundstoffüberwachungsgesetz (GÜG)

Das Grundstoffüberwachungsgesetz (GÜG) regelt die Überwachung bestimmter Stoffe (Tabelle 10), die häufig zur unerlaubten Herstellung von Suchtstoffen oder psychotropen Stoffen verwendet werden.

Das Ziel des Gesetzes ist, die illegale Produktion von Rauschgift zu erschweren und so Gesundheitsgefahren abzuwenden. Das Grundstoffüberwachungsgesetz verbietet jeglichen Verkehr mit überwachten Grundstoffen, wenn sie für die illegale Suchtstoffherstellung verwendet werden. Zu diesem Zweck werden umfassende Erlaubnis- und Anzeigepflichten sowie Kontrollverfahren eingeführt.

Ungewöhnliche Bestellmengen von Grundstoffen oder auch besondere Bestellungen aller Kategorien sind zu melden. Ist der Verwendungszweck nicht plausibel oder bestehen Zweifel an der Legalität der Verwendung, so gilt ebenfalls eine Meldepflicht.

Eine gemeinsame Stelle des Bundeskriminalamts und des Zollkriminalamts, die Grundstoffüberwachungsstelle (GÜS) mit Sitz in Wiesbaden, wurde eingerichtet. Die GÜS nimmt Anzeigen nach dem Grundstoffüberwachungsgesetz sowie Verdachtsmitteilungen entgegen und geht ihnen nach.

Gemeinsame Grundstoffüberwachungsstelle ZKA / BKA beim Bundeskriminalamt (GÜS)
  Postfach 1820, 65173 Wiesbaden
  Telefon: 0611 / 551 40 86 oder 551 48 88
  Telefax: 0611 / 551 40 93

Kategorie 1

In der Kategorie 1 werden die direkten Grundstoffe, Vorstufen oder direkte Vorläufer von illegalen Drogen (teilweise haben sie selbst schon berauschende Wirkung) erfasst. Die Stoffe dieser Kategorie dürfen nur an Personen mit Erlaubnis für Besitz- oder Inverkehrbringen abgegeben werden. Erlaubnis- und Genehmigungsbehörde ist die Bundesopiumstelle; Apotheken haben eine Sondererlaubnis für den Besitz und das Inverkehrbringen.

Die Verwendung zu pharmazeutischen Zwecken ist erlaubt; z. B. Ephedrin, Ergotamin.

Dokumentation: Die Abgabe dieser Stoffe ist in einer Kundenerklärung (Endverbleibserklärung, EVE) mit besonderen Auflagen (siehe Punkt 6 c) zu dokumentieren.

Kategorie 2

In der Kategorie 2 werden Stoffe gelistet, die als Reagenzien für die illegale Drogensynthese (sie können in mehreren Schritten zusammen mit anderen Substanzen zu illegalen Rauschmitteln umgesetzt werden) verwendet werden können.

Kategorie 2A – Essigsäureanhydrid

Bei Überschreitung des Schwellenwertes ist die Abgabe nur an Kunden erlaubt, die bei der Bundeopiumstelle registriert sind. Achtung, für Apotheken gibt es hier keine Sonderregistrierung.

Dokumentation: Bei Überschreitung des Schwellenwertes ist die Abgabe dieser Stoffe in einer Kundenerklärung

Grundstoffüberwachungsgesetz – Überwachte Stoffe		
Kategorie 1: – N-Acetylanthranilsäure (Acetamidobenzoesäure) – Chlorephedrin – Chlorpseudoephedrin – Ephedrin – Ergometrin (Ergobasin) – Ergotamin – cis- und trans-Isosafrol – Lysergsäure – 3,4-Methylendioxyphenylpropan-2-on (Piperonylmethylketon) – Norephedrin – 1-Phenyl-2-propanon (Phenylaceton) – alpha-Phenylacetoacetonitril – Piperonal (Heliotropin) – Pseudoephedrin – Safrol – 4-Anilino-N-phenethylpiperidin – N-Phenethyl-4-piperidon	**Kategorie 2A:** – Essigsäureanhydrid (Acetanhydrid): Schwellenwert 100 l **Kategorie 2B:** – Anthranilsäure (2-Aminobenzoesäure): Schwellenwert 1 kg – Phenylessigsäure: Schwellenwert 1 kg – Piperidin: Schwellenwert 0,5 kg – Kaliumpermanganat: Schwellenwert 100 kg	**Kategorie 3:** – Aceton – Diethylether – Methylethylketon (2-Butanon) – Salzsäure – Schwefelsäure – Toluol **Kategorie 4** – Ephedrin oder seine Salze enthaltende Arzneimittel und Tierarzneimittel – Pseudoephedrin oder seine Salze enthaltende Arzneimittel und Tierarzneimittel

Eine Liste der Synonyme zu den Grundstoffen ist auf der Internetseite der Bundesopiumstelle unter http://www.bfarm.de/DE/Bundesopiumstelle/Grundstoffe/_node.html zu finden (siehe unter Downloads → Grundstoffe (xls, 242KB)), siehe Kapitel 5.7.

Tabelle 10. Zusammengefasste Liste der erfassten Stoffe, die zur unerlaubten Herstellung von Suchtstoffen oder psychotropen Substanzen verwendet werden können. (Auszug der Verordnung (EG) Nr. 273 / 2004 mit Änderungsverordnung EU Verordnung 1258 / 2013 betreffend Drogenausgangsstoffen und der Verordnung (EG) Nr. 111 / 2005 mit Änderungsverordnung EU Verordnung 1259 / 2013 zur Festlegung von Vorschriften für die Überwachung des Handels mit Drogenausgangsstoffen zwischen der Union und Drittländern.)

(siehe Punkt 6c) zu dokumentieren. Bei Abgabemengen unterhalb des Schwellenwertes hat der Kunde schriftlich zu erklären, dass er die Schwellenmenge nicht im laufenden Kalenderjahr überschreiten wird. Eine Kundenerklärung (Endverbleibserklärung) ist in diesem Fall nicht erforderlich. Eine Dokumentation im Abgabebuch ist aber zu empfehlen.

Kategorie 2B

Dokumentation: Bei Überschreitung des Schwellenwertes ist die Abgabe dieser Stoffe in einer Kundenerklärung (siehe Punkt 6c) zu dokumentieren. Bei Abgabemengen unterhalb des Schwellenwertes hat der Kunde schriftlich zu erklären, dass er die Schwellenmenge nicht im laufenden Kalenderjahr überschreiten wird. Eine Kundenerklärung (Endverbleibserklärung) ist in diesem Fall nicht erforderlich. Eine Dokumentation im Abgabebuch ist aber zu empfehlen.

Kategorie 3

In der Kategorie 3 sind die Lösemittel erfasst, die auch zur Drogensynthese verwendet werden können. Die Abgabe ist grundsätzlich nicht dokumentationspflichtig. Der Verwendungszweck ist genau zu prüfen. Ungewöhnliche Bestellungen, also große Mengen und / oder hohe Konzentration müssen der Gemeinsamen Grundstoffüberwachungsstelle ZKA / BKA beim Bundeskriminalamt gemeldet werden.

Dokumentation: Die Dokumentation im Abgabebuch ist zu empfehlen (siehe Punkt 6c).

Kategorie 4

Die Ausfuhr von Ephedrin und Pseudoephedrin oder ihre Salze enthaltende Arzneimittel und Tierarzneimittel unterliegt außerhalb der EU der Genehmigungspflicht; die Ausfuhrgenehmigung erteilt die Bundesopiumstelle.

4d: Chemikalien-Verbotsverordnung (ChemVerbotsV)

Der Umfang der Verbote / Beschränkungen ist in Anlage 1 der ChemVerbotsV, Spalte 2 definiert, die Ausnahmen sind in der Spalte 3 beschrieben (siehe Tabelle 11). Die Verbote / Beschränkungen gelten jedoch nicht bei z. B. kosmetischen Mitteln und Arzneimitteln bzw. Lebensmitteln oder wenn der Stoff / das Gemisch zu Forschung-, wissenschaftlichen Lehr- und Ausbildungszwecken sowie Analysezwecken in den dafür erforderlichen Mengen abgeben wird.

Spalte 1	Spalte 2	Spalte 3
Stoffe / Gemische	Verbote	Ausnahmen
Eintrag 1 Formaldehyd	(1) … (2) … (3) Wasch-, Reinigungs- und Pflegemittel mit einem Massengehalt von mehr als 0,2 % Formaldehyd dürfen nicht in den Verkehr gebracht werden.	(1) … (2) nicht für Reiniger im ausschließlich industriellen Gebrauch
Eintrag 2 Dioxine und Furane		
Eintrag 3 Pentachlorphenol		
Eintrag 4 Biopersistente Fasern		

Tabelle 11: Auszug aus Anlage 1 Inverkerbringungsverbote (zu § 3 Chemikalien-Verbotsverordnung)

Die ChemVerbotsV enthält aber auch eine nationale Ausnahme, so wird die nach REACH-Verordnung (EG 1907 / 2006) in Anhang XVII (Eintrag 16,17) beschriebene Beschränkung zur Abgabe von Bleiverbindungen unter bestimmten Bedingungen erlaubt. Die Abgabe von Bleiverbindungen ist in oder für Farben zur Erhaltung und originalgetreuen Wiederherstellung von Kunstwerken und historischen Bestandteilen oder von Einrichtungen denkmalgeschützter Gebäude zulässig, wenn die Verwendung von Ersatzstoffen nicht möglich ist (§ 4 ChemVerbotsV).

In diesem Fall ist die Abgabe in der Apotheke unter Nachweis der beruflichen / gewerblichen Verwendung im Abgabebuch zu dokumentieren (siehe Punkt 6c).

Punkt 5:
Kennzeichnung / Verpackung nach CLP-Verordnung

5a: Etikett

Die Kennzeichnung muss groß genug, deutlich lesbar, haltbar und in deutscher Sprache abgefasst sein[4]. Nicht erlaubt sind verharmlosende Angaben, wie beispielsweise „nicht gefährlich", noch graphische Dekorationen oder Bezeichnungen, die für Lebensmittel, Futtermittel oder Kosmetika verwendet werden.

Das Kennzeichnungsetikett muss im angemessenem Verhältnis zur Verpackung stehen; die Mindestabmessungen der Etiketten sind vorgeschrieben (Tabelle 12).

Volumen	Abmessungen des Kennzeichnungs-etiketts	Abmessungen des Piktogramms
bis 3,0 l	wenn möglich, mindestens 52 mm x 74 mm	nicht kleiner als 10 mm x 10 mm wenn möglich > 16 mm x 16 mm
über 3,0 bis höchstens 50,0 l	mindestens 74 mm x 105 mm	mindestens 23 mm x 23 mm
über 50 bis höchstens 500 l	mindestens 105 mm x 148 mm	mindestens 32 mm x 32 mm
über 500 l	mindestens 148 mm x 210 mm	mindestens 46 mm x 46 mm

Tabelle 12: Mindestabmessungen der Etiketten

Die Kennzeichnung ist auf einer oder mehreren Flächen der Verpackung so anzubringen, dass die Angaben gelesen werden können, wenn die Verpackung in der vorgesehenen Weise abgestellt wird.

Angaben auf dem Kennzeichnungsetikett von Abgabebehältnissen:

- Name des Stoffes / Gemisches (Handelsname / Bezeichnung des Stoffes ggf. genaue Konzentration),
- Produktidentifikatoren (z. B. CAS-Nummer oder EG-Nummer),
- Nennmenge des Stoffes oder Gemisches,
- Gefahrenpiktogramm / e,
- Signalwort,
- Gefahrenhinweise (H-Sätze),
- geeignete Sicherheitshinweise (P-Sätze),
- Name, Anschrift und Telefonnummer der Apotheke,
- ggf. ergänzende Informationen wie z. B. „Nur für gewerbliche Anwender" bei CMR-Stoffen / Gemischen nach REACH VO Anhang XVII Nr. 28–30.

Bei den **Produktidentifikatoren** handelt es sich um eine eindeutige Identifizierung des Stoffes / Gemisches, der Identifizierungsnummer. Hier soll die CAS-Nummer oder die EG-Nummer verwendet werden.

Bei den im GÜG gelisteten Stoffen (siehe Punkt 4c) ist auf dem Etikett die Bezeichnung des Stoffes oder ein in den Listen aufgeführtes Synonym (siehe Kapitel 5.7) anzugeben.

Bei den **Gefahrenpiktogrammen** und dem **Signalwort** kann die Vorrangregelung (Kapitel 2.2 und 2.3) beachtet werden. Jedes Gefahrenpiktogramm muss mindestens **1 cm^2** groß sein und mindestens **1 / 15 der Fläche des Kennzeichnungsschildes** ausmachen.

Alle auf Grund der Einstufung erforderlichen **Gefahrenhinweise**[5] (H-Sätze) sind anzugeben. Gefahrenhinweise können nur entfallen, wenn eine eindeutige Doppelung vorliegt.

Die H- und P-Sätze müssen im Wortlaut angegeben werden. Die Angabe der Ziffer, zum Beispiel H314, kann ggf. zusätzlich erfolgen; ist jedoch nicht vorgeschrieben.

Die Auswahl der zutreffenden **Sicherheitshinweise** (P-Sätze)[6] liegt in der Verantwortung des Herstellers oder des Apothekers. Werden zum Beispiel einem Stoff auf Grund der Einstufung drei Gefahrenhinweise (H-Sätze) zugeordnet, so könnten sich daraus circa 15 bis 25 Sicherheitshinweise (P-Sätze) ableiten. Nach Artikel 28 CLP-Verordnung sollen in der Regel **nicht mehr als sechs Sicherheitshinweise** angegeben werden, es sei denn, die Art und Schwere der Gefahren machen eine größere Auswahl erforderlich. Die Sicherheitshinweise können gemäß der Vorgaben nach **Anhang I** der CLP-Verordnung oder aus dem Verzeichnis der Gefahrstoffe (Kapitel 1) ausgewählt werden, wobei die Gefahrenhinweise und der beabsichtigte Verwendungszweck zu berücksichtigen sind. Dies bedeutet, dass der Verwendungszweck für die Auswahl der Sicherheitshinweise von entscheidender Bedeutung ist. Den H-Sätzen werden nach CLP-Verordnung P-Sätze zugeordnet (siehe Kapitel 5.3).

Wird der Stoff an die breite Öffentlichkeit / private Endverbraucher abgegeben, so ist auf dem Kennzeichnungsetikett nach Maßgabe der Kennzeichnungstabelle 5.3 ein Sicherheitshinweis zur Entsorgung anzugeben (z. B. P501 oder P502). Ein Sicherheitshinweis zur Entsorgung kann nur entfallen, wenn der Stoff, das Gemisch, die Verpackung keine Gefahr für die menschliche Gesundheit oder die Umwelt darstellt.

> Wird der Stoff an die breite Öffentlichkeit / private Endverbraucher abgegeben, so soll immer P102 (Darf nicht in die Hände von Kindern gelangen), ggf. auch P101 oder P103 angeben werden. Weiterhin muss nach Maßgabe der Kennzeichnungstabelle 5.3 ein P-Satz zur Entsorgung angegeben werden.

Dieser Ermessensspielraum bei der Auswahl der Sicherheitshinweise wird dazu führen, dass ein Stoff / Gemisch von verschiedenen Herstellern bezüglich Gefahrenpiktogramm, Signalwort und Gefahrenhinweis übereinstimmt, nicht jedoch bei den ausgewählten Sicherheitshinweisen, da hier Abweichungen vom Gesetz her möglich sind.

---

[4] CLP-Verordnung, Artikel 17 mit Artikel 31 und TRGS 201 (4)
[5] Artikel 21 CLP-Verordnung in Verbindung mit Anhang I Teil 2 bis 5 und Anhang III
[6] Artikel 22 CLP-Verordnung in Verbindung mit Anhang I Teil 2 bis 5 und Anhang IV

Kennzeichnungsbeispiele

Die Etiketten der Abgabegefäße können mithilfe der Liste der apothekenüblichen Gefahrstoffe (Kapitel 1) erstellt werden. Die H- und P- Sätze sind in Kapitel 5.1 und Kapitel 5.2 aufgeführt. Die folgenden Beispiele zeigen einige Musteretiketten (Abbildung 2 bis 4).

Etikett für die gewerbliche / berufliche Abgabe:

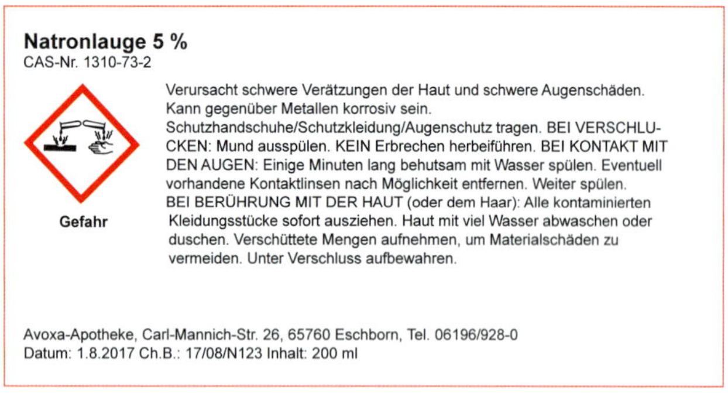

Natronlauge 5 %
CAS-Nr. 1310-73-2

Verursacht schwere Verätzungen der Haut und schwere Augenschäden. Kann gegenüber Metallen korrosiv sein.
Schutzhandschuhe/Schutzkleidung/Augenschutz tragen. BEI VERSCHLUCKEN: Mund ausspülen. KEIN Erbrechen herbeiführen. BEI KONTAKT MIT DEN AUGEN: Einige Minuten lang behutsam mit Wasser spülen. Eventuell vorhandene Kontaktlinsen nach Möglichkeit entfernen. Weiter spülen.
BEI BERÜHRUNG MIT DER HAUT (oder dem Haar): Alle kontaminierten Kleidungsstücke sofort ausziehen. Haut mit viel Wasser abwaschen oder duschen. Verschüttete Mengen aufnehmen, um Materialschäden zu vermeiden. Unter Verschluss aufbewahren.

Gefahr

Avoxa-Apotheke, Carl-Mannich-Str. 26, 65760 Eschborn, Tel. 06196/928-0
Datum: 1.8.2017 Ch.B.: 17/08/N123 Inhalt: 200 ml

Abbildung 2: Natronlauge 5 %

Etikett für die Abgabe an eine Privatperson:

Natronlauge 5 %
CAS-Nr. 1310-73-2

Verursacht schwere Verätzungen der Haut und schwere Augenschäden. Kann gegenüber Metallen korrosiv sein.
Darf nicht in die Hände von Kindern gelangen. Schutzhandschuhe/Schutzkleidung/Augenschutz tragen. BEI VERSCHLUCKEN: Mund ausspülen. KEIN Erbrechen herbeiführen. BEI KONTAKT MIT DEN AUGEN: Einige Minuten lang behutsam mit Wasser spülen. Eventuell vorhandene Kontaktlinsen nach Möglichkeit entfernen. Weiter spülen. BEI BERÜHRUNG MIT DER HAUT (oder dem Haar): Alle kontaminierten Kleidungsstücke sofort ausziehen. Haut mit viel Wasser abwaschen oder duschen. Verschüttete Mengen aufnehmen, um Materialschäden zu vermeiden.
Unter Verschluss aufbewahren. Inhalt/Behälter der Problemabfallentsorgung zuführen.

Gefahr

Avoxa-Apotheke, Carl-Mannich-Str. 26, 65760 Eschborn, Tel. 06196/928-0
Datum: 1.8.2017 Ch.B.: 17/08/N123 Inhalt: 200 ml

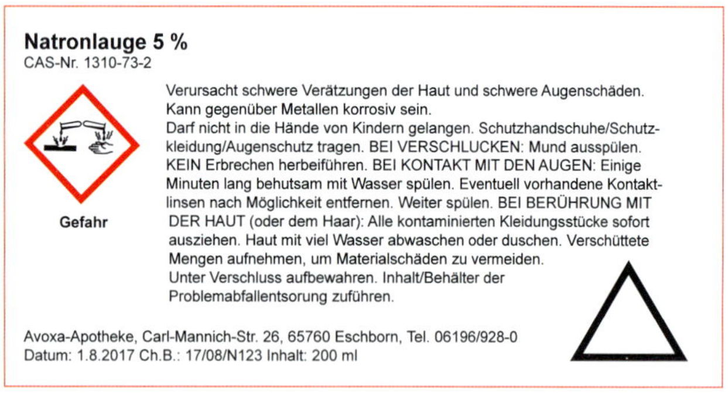

Abbildung 3: Natronlauge 5 %

Etikett für die Abgabe an eine Privatperson:

Aceton
CAS-Nr. 67-64-1

Flüssigkeit und Dampf leicht entzündbar. Verursacht schwere Augenreizung. Kann Schläfrigkeit oder Benommenheit verursachen. Darf nicht in die Hände von Kindern gelangen. Von Hitze, heißen Oberflächen, Funken, offener Flamme sowie anderen Zündquellen fernhalten. Wiederholter Kontakt kann zu spröder oder rissiger Haut führen. Behälter dicht verschlossen halten. Einatmen von Gas/Nebel/Dampf/Aerosol vermeiden. BEI KONTAKT MIT DEN AUGEN: Einige Minuten lang behutsam

Gefahr

mit Wasser spülen. Vorhandene Kontaktlinsen nach Möglichkeit entfernen. Weiter spülen. An einem gut belüfteten Ort aufbewahren. Kühl halten. Unter Verschluss aufbewahren. Inhalt/Behälter der Problemabfallentsorgung zuführen.

Avoxa-Apotheke, Carl-Mannich-Str. 26, 65760 Eschborn, Tel. 06196/928-0
Datum: 1.8.2017 Ch.B.: 17/08/A123 Inhalt: 150 ml

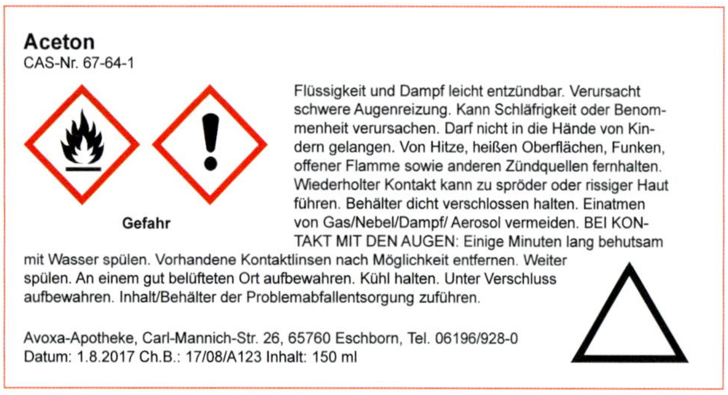

Abbildung 4: Aceton, 150 ml

Grundsätzlich sollten Gefahrstoffe möglichst nicht umgefüllt, sondern in den bereits umfassend gekennzeichneten Liefergefäßen (z. B. 1 Liter Salzsäure zum Reinigen der Fliesen) an den Kunden abgegeben werden. Auch hier ist die Apotheke als Inverkehrbringer zusätzlich anzugeben.

5b: Kleinstmengenregelung

Die Gefahrenhinweise und Sicherheitshinweise können bei der Kennzeichnung bei bestimmten Gefahrenkategorien mit einem Inhalt von nicht mehr als 125 ml entfallen, sofern folgende Bedingungen gegeben sind[7]:

- die Verpackung enthält nicht mehr als 125 ml **und**
- der Stoff oder das Gemisch in eine oder mehrere der Gefahrenkategorien (nach CLP-VO 1272 / 2009 Anhang 1 Nr. 1.5.2) eingestuft ist (siehe Kapitel 5.5).

Die Ausnahmen für Kleinpackungen sind komplex und umfassend, mehrere Bedingungen müssen erfüllt sein. Daher wird empfohlen, auch bei Kleinstmengen immer umfassend zu kennzeichnen.

Die Kleinstmengenregelung kann bei der Abgabe von zum Beispiel 50 ml Aceton an eine Privatperson nur bedingt angewendet werden, denn Aceton ist in folgende Gefahrenkategorien eingestuft:

1. entzündbare Flüssigkeiten, Kategorie 2 (H225),
2. Augenreizung, Kategorie 2 (H319),
3. Spezifische Zielorgantoxizität, einmalige Exposition, Kategorie 3 (H336).

Die Kategorien, die bei 1. und 2. genannt sind, erfüllen die Bedingungen für die vereinfachte Kennzeichnung (vergleiche Tabelle Kleinstmengenregelung Kapitel 5.5). Für 3. (Spezifische Zielorgantoxizität, einmalige Exposition, Kategorie 3) gilt die Ausnahmeregelungen für Kleinstmengen bei der privaten Abgabe jedoch nicht. Für diese Kategorie gilt die Regelung nur, wenn der Stoff / das Gemisch **nicht** an die breite Öffentlichkeit abgegeben wird. Demnach muss auch bei der Abgabe von Kleinstmengen an Privatpersonen / die breite Öffentlichkeit der H336 immer angegeben werden.

> Abgabegefäße mit Gefahrstoffen sollten auch bei Kleinstmengen immer umfassend gekennzeichnet werden.

---

[7] Artikel 17 und Artikel 29 CLP-Verordnung in Verbindung mit Anhang I Punkt 1.5.2.1

4 Abgabe und Kennzeichnung der Abgabegefäße

5c, 5d: Kindergesicherter Verschluss, tastbarer Gefahrenhinweis

Die Verpackung muss so beschaffen sein, dass eine Beanspruchung durch Stoß, Druck oder Feuchtigkeit zu keiner maßgeblichen Veränderung führt und sie dürfen nicht vom Gefahrstoff angegriffen werden.

Die Verpackungen zahlreicher Gefahrstoffe oder Gemische, die für jedermann erhältlich sind, also an die breite Öffentlichkeit abgegeben werden, sind in Abhängigkeit von der zu erwartenden Gefahr aber unabhängig von ihrem Fassungsvermögen mit kindergesicherten Verschlüssen auszustatten. Gleiches gilt für die tastbaren Gefahrenhinweise (Artikel 35 CLP-Verordnung in Verbindung mit Anhang II Punkt 3.1, 3.2.).

Tabelle 13 zeigt, wie die komplexe Vorschrift im Apothekenalltag bei der Abgabe an den privaten Endverbraucher umgesetzt werden sollte.

Kennzeichnungsempfehlung für den Apothekenalltag

Kindergesicherter Verschluss bei der Abgabe an private Endverbraucher

GHS05   GHS06   GHS08

Tastbarer Gefahrenhinweis (= tastbares Warnzeichen) bei der Abgabe an private Endverbraucher

GHS05   GHS06   GHS08   GHS02   GHS07

Tabelle 13: Empfehlungen für den Apothekenalltag

Durch die Vereinfachung in Tabelle 13 werden manche Stoffe mit kindergesicherten Verschlüssen / und tastbaren Warnzeichen versehen, ohne dass diese gesetzlich gefordert würde. Denn dies hängt nicht nur von dem Piktogramm, sondern auch von der Kategorie ab, in die der Stoff eingestuft ist.

Die genauen gesetzlichen Einzelheiten zu kindergesicherten Verschlüssen und tastbarem Warnzeichen sind in Kapitel 5.4 „Kindergesicherter Verschluss / tastbares Warnzeichen" zusammengestellt.

Gewerbliche / berufliche / Verwendung (z. B. Firmen / Ärzte / Lehrer)

Kindergesicherte Verschlüsse, tastbare Warnzeichen, können bei der Abgabe an gewerblich / berufliche Verwender entfallen.

Punkt 6:
Abgabevorschriften

6a: Handelserlaubnis

Der Handel mit bestimmten Stoffen / Gemischen (GHS06 und GHS08 mit Gefahr und den H-Sätze H340, H350, H350i, H360, H360F, H360D, H360FD, H360Fd, H360Df, H370, H372) unterliegt der Erlaubnispflicht. Die Handelserlaubnis wiederum ist gebunden an die Sachkunde, Zuverlässigkeit und ein Mindestalter von 18 Jahre. Apotheken benötigen keine gesonderte Handelserlaubnis.

Die Erlaubnis kann auf einzelne Stoffe oder Gemische oder auf bestimmte Gruppen von Stoffen oder Gemischen beschränkt werden.

Stoffe, für die mündliche Informationspflicht bzw. Dokumentationspflicht gilt:

Stoffe und Gemische

GHS06

GHS08 + Gefahr	und	H340	Kann genetische Defekte verursachen <Expositionsweg angeben, sofern schlüssig belegt ist, dass diese Gefahr bei keinem anderen Expositionsweg besteht>.
	oder	H350	Kann Krebs erzeugen <Expositionsweg angeben, sofern schlüssig belegt ist, dass diese Gefahr bei keinem anderen Expositionsweg besteht>.
	oder	H350i	Kann bei Einatmen Krebs erzeugen.
	oder	H360	Kann die Fruchtbarkeit beeinträchtigen oder das Kind im Mutterleib schädigen <konkrete Wirkung angeben, sofern bekannt> <Expositionsweg angeben, sofern schlüssig belegt ist, dass diese Gefahr bei keinem anderen Expositionsweg besteht>.
	oder	H360F	Kann die Fruchtbarkeit beeinträchtigen.
	oder	H360D	Kann das Kind im Mutterleib schädigen.
	oder	H360DF	Kann die Fruchtbarkeit beeinträchtigen. Kann das Kind im Mutterleib schädigen.
	oder	H360Fd	Kann die Fruchtbarkeit beeinträchtigen. Kann vermutlich das Kind im Mutterleib schädigen.
	oder	H360Df	Kann das Kind im Mutterleib schädigen. Kann vermutlich die Fruchtbarkeit beeinträchtigen.
	oder	H370	Schädigt die Organe <oder alle betroffenen Organe nennen, sofern bekannt> <Expositionsweg angeben, sofern schlüssig belegt ist, dass diese Gefahr bei keinem anderen Expositionsweg besteht>. (STOT SE- einmalige Exposition)
	oder	H372	Schädigt die Organe <alle betroffenen Organe nennen, sofern bekannt> bei längerer oder wiederholter Exposition <Expositionsweg angeben, sofern schlüssig belegt ist, dass diese Gefahr bei keinem anderen Expositionsweg besteht>. (STOT RE – wiederholte Exposition)

GHS03

GHS02	+ H224	Flüssigkeit und Dampf extrem entzündbar
oder	+ H241	Erwärmung kann Brand oder Explosion verursachen.
oder	+ H242	Erwärmung kann Brand verursachen.

Stoffe und Gemische, die bei bestimmungsgemäßer Verwendung Phosphorwasserstoff entwickeln

Tabelle 14: Gemäß Anlage 2 (zu §§ 5 bis 11 ChemVerbotsV)

6b: Mündliche Informationspflicht

Besteht mündliche Informationspflicht (Tabelle 14), ist dies in der Gefahrstofftabelle in Kapitel 1 in der Spalte 14 mit „Info" abgekürzt.

Die Abgabe folgender Stoffe / Gemische ist nach § 8 ChemVerbotsV nur zulässig, wenn folgende Kriterien erfüllt sind:

1. Die Abgabeperson besitzt die Sachkunde, ist zuverlässig und mindestens 18 Jahre alt (§ 8 (1) ChemVerbotsV).
Die Abgabe an Wiederverkäufer, berufsmäßige Verwender und öffentliche Forschungs-, Untersuchungs- und Lehranstalten darf auch durch eine beauftragte Person erfolgen. Diese beauftragte Person muss zuverlässig, älter als 18 Jahre alt und von einer sachkundigen, zuverlässigen und älter als 18-jährigen Person über die wesentlichen Eigenschaften der abzugebenden Stoffe und Gemische, über die mit ihrer Verwendung verbundenen Gefahren und über die einschlägigen Vorschriften belehrt worden sein. Diese Belehrung muss jährlich wiederholt werden und ist jeweils schriftlich zu bestätigen.
2. Der Erwerber hat bestätigt oder durch Unterlagen nachgewiesen hat, dass er den Stoff, die Stoffe oder Gemische in erlaubter Weise verwenden will und die hierfür rechtlichen Bestimmungen erfüllt und keine Anhaltspunkte für eine unerlaubte Verwendung oder Weiterveräußerung vorliegen (Verwendungszweck und -menge plausibel, erlaubt) (§ 8 (3) Nr. 1 ChemVerbotsV).
3. Der Erwerber ist älter als 18 Jahre alt.
4. Die sachkundige Abgabeperson hat den Erwerber mündlich zu unterweisen über (§ 8 (3) ChemVerbotsV):
    a) die mit dem Verwenden des Stoffes oder des Gemisches verbundenen Gefahren,
    b) die notwendigen Vorsichtsmaßnahmen beim bestimmungsgemäßen Gebrauch und für den Fall des unvorhergesehenen Verschüttens oder Freisetzens sowie
    c) die ordnungsgemäße Entsorgung.

6c: Dokumentation

Die Abgabe eines Gefahrstoffes kann aus Sicherheitsgründen immer mit einem Empfangsschein (siehe Kapitel 5.10). dokumentiert werden.

Ist in der Tabelle 1 „Apothekenübliche Gefahrstoffe" in der Spalte 14 „Doku" angegeben, muss eine Dokumentation erfolgen.

Bei **überwachten Grundstoffen betreffend Drogenausgangsstoffen** (GÜG) (Punkt 4c) ist in bestimmten Fällen – bei Stoffen der Kategorie 1 und der Kategorie 2 (hier jedoch nur bei Schwellenwertüberschreitung) – eine Kundenerklärung (Endverbleibserklärung) erforderlich. Die Abgabe der anderen Stoffe kann auf dem Empfangsschein dokumentiert werden.

Die Abgabe eines Stoffes, der nach den Vorschriften der **ChemVerbotsV** dokumentationspflichtig ist, muss grundsätzlich im Abgabebuch aufgeführt werden, eine Dokumentation auf dem Empfangsschein ist nur zusätzlich möglich.

Ausgangsstoffe für Explosivstoffe – Doku / Expl

Die Abgabe an Privatpersonen oberhalb der festgelegten Konzentration (siehe Punkt 4b und Tabelle 9) ist nicht zulässig. Bei gewerblichen / beruflichen Verwendern wird empfohlen, folgende Daten im Abgabebuch und ggf. auch auf dem Empfangsschein (Kapitel 5.10) zu dokumentieren; eine rechtliche Verpflichtung hierzu besteht nicht.

1. Name des Erwerbers oder des Abholers
    a) Mindestalter 18 Jahre
2. Anschrift des Erwerbers
3. Bezeichnung des abgegebenen Stoffes / Gemisches mit Konzentrationsangaben
4. Menge
5. beabsichtigte Verwendung
    a) bei Abgabe an öffentliche Forschungs-, Untersuchungs- und Lehranstalten „die Angabe zur Verwendung: Forschungs-, Analyse- oder Lehrzwecken"
6. Datum der Abgabe
7. Name des Abgebenden
8. Name, Anschrift der Apotheke
9. Unterschrift des Erwerbers / Abholers, ggf. Unterschrift auf Empfangsschein
10. Ggf. Name und Anschrift des Abholenden; Auftragsbestätigung mit Verwendungszweck und Identität des Erwerbers

Analog der anderen Dokumentationen sollte diese 5 Jahre aufbewahrt werden.

Drogenausgangsstoffe (GÜG) – Doku / EVE

Stoffe der **Kategorie 1** dürfen nur an Erlaubnisinhaber abgegeben werden (Erlaubniserteilung: BfArM). Empfehlenswert ist, sich das Original der Erlaubnis vorlegen zu lassen. Eine Kundenerklärung (Endverbleibserklärung, EVE) nach Anhang III GÜG-Verordnung, ist auszustellen. Ein Muster ist in Kapitel 5.11 abgebildet. Für den Kunden ist eine Kopie der Kundenerklärung mit Stempel und Datum als Transportpapier auszustellen.

Bei Stoffen der **Kategorie 2** hängt das Vorgehen davon ab, ob Schwellenwerte erreicht werden oder nicht. Stoffe der **Kategorie 2A** (Essigsäureanhydrid) dürfen **bei Überschreitung** des Schwellenwertes nur an registrierte Kunden (Registrierungsstelle: BfArM) abgegeben werden. Original des Registrierungsdokuments vorlegen lassen. Dies gilt auch bei privaten Endverbrauchern; keine Sonderregistrierung für Apotheken.

Wird bei Stoffen der **Kategorie 2A / 2B** der **Schwellenwert überschritten** (siehe Punkt 4c), ist eine Kundenerklärung (siehe oben) auszustellen und in Kopie mit Stempel und Datum versehen dem Kunden als Transportpapier auszuhändigen.

Liegt die Abgabemenge von Stoffen der **Kategorie 2 unterhalb des Schwellenwertes**, ist eine Kundenerklärung nicht erforderlich. Jedoch hat der Kunde schriftlich zu erklären, dass er die Schwellenmenge im laufenden Kalenderjahr nicht überschreiten wird.

Die Abgabe der Stoffe aus **Kategorie 3 und 4** ist grundsätzlich nicht dokumentationspflichtig; die Dokumentation im Abgabebuch ist jedoch zu empfehlen, dies gilt für die Stoffe aller 4 Kategorien (siehe auch Punkt 4c).

Zusätzliche Empfehlung für den Apothekenalltag:
Es wird empfohlen, folgende Daten im Abgabebuch und ggf. auch auf dem Empfangsschein (Kapitel 5.10) zu dokumentieren; eine rechtliche Verpflichtung hierzu besteht jedoch nicht.

Zusätzliche Empfehlungen:
1. Name des Erwerbers, des Abholers
   a) Mindestalter 18 Jahre
2. Anschrift des Erwerbers
   a) bei Kategorie 1 und 2A / 2B (bei Schwellenwertüberschreitung), siehe Kapitel 4c: Erlaubnis / Registrierungskennzeichen, ausgestellt am ... von ...... gültig bis ....
3. Bezeichnung des abgegebenen Stoffes / Gemisches mit Konzentrationsangaben gemäß der Liste in Kapitel 5.7
   a) bei Kategorie 1 und 2A / 2B (bei Schwellenwertüberschreitung): KN-Code (aus den Anhängen des GÜG zu übernehmen)
4. Menge
5. beabsichtigte Verwendung
6. Datum der Abgabe
7. Name des Abgebenden
8. Name, Anschrift der Apotheke
9. Unterschrift des Erwerbers / Abholers, ggf. Unterschrift auf Empfangsschein
10. Ggf. Name und Anschrift des Abholenden; Auftragsbestätigung mit Verwendungszweck und Identität des Erwerbers

Die Kundenerklärung (Endverbleibserklärung = EVE) ist nach den Bestimmungen des GÜG 3 Jahre aufzubewahren; es ist zu empfehlen, diese analog der anderen Dokumentation 5 Jahre aufzubewahren.

Chemikalienverbotsverordnung = Info / Doku
In Rahmen der Chemikalienverbotsverordnung muss die Abgabe der in Tabelle 15 genannten Stoffe / Gemische neben der mündlichen Informationspflicht zusätzlich im Abgabebuch dokumentiert werden:

 GHS06

 GHS08 + Gefahr und H340
oder H350, H350i, H360, H360F, H360D, H360DF, H360Fd, H370, H372

Tabelle 15: Verpflichtende Dokumentation bei der Abgabe

Folgende Daten sind im Abgabebuch zu dokumentieren:
1. Name des Erwerbers, des Abholers
   a. Mindestalter 18 Jahre
2. Anschrift des Erwerbers
3. Bezeichnung des abgegebenen Stoffes / Gemisches mit Konzentrationsangaben
4. Menge
5. beabsichtigte Verwendung
   a. bei Abgabe an öffentliche Forschungs-, Untersuchungs- und Lehranstalten „die Angabe zur Forschungs-, Analyse- oder Lehrzwecken"
6. Datum der Abgabe
7. Name des Abgebenden / sachkundige Person
8. Name, Anschrift der Apotheke
9. Unterschrift des Erwerbers / Abholers, ggf. Unterschrift auf Empfangsschein
10. Ggf. Name und Anschrift des Abholenden; Auftragsbestätigung mit Verwendungszweck und Identität des Erwerbers

Die Dokumentation ist 5 Jahre aufzubewahren.

Der Erwerber hat im Abgabebuch den Empfang durch Unterschrift oder durch eine handschriftliche elektronische Unterschrift zu bestätigen. Der Empfang des Stoffes / Gemisches kann zusätzlich zum Abgabebuch auch auf einem gesonderten Empfangsschein vom Erwerber durch Unterschrift bestätigt werden. Der Empfangsschein muss die Angaben nach Abgabebuch enthalten.

Das Abgabebuch und die Empfangsscheine sind fünf Jahre aufzubewahren.

Der Empfangsschein (Muster siehe Kapitel 5.10) kann bei jeder Abgabe von Gefahrstoffen zur Dokumentation verwendet werden.

6d: Selbstbedienungsverbot

Für die Stoffe / Gemische, die in Tabelle 14 aufgeführt sind, gilt nach den Rechtsbestimmungen im Einzelhandel ein Selbstbedienungsverbot. Grundsätzlich sollten jedoch alle Gefahrstoffe in Apotheken nicht in Selbstbedienung angeboten werden.

6e: Versandhandel

Für die Stoffe / Gemische, die in Tabelle 15 aufgeführt sind, gilt nach den Rechtsbestimmungen ein Verbot des Versandhandels bei der privaten und der beruflichen / gewerblichen Abgabe. Ausgenommen hiervon ist der Versand an Wiederverkäufer, berufsmäßige Verwender und öffentliche Forschungs-, Untersuchungs- und Lehranstalten.

5 Tabellen und Formulare

5.1 Gefahrenhinweise – H-Sätze und ergänzende EU-Hinweise

Anhang III Liste der Gefahrenhinweise, ergänzende Gefahrenmerkmale und ergänzende Kennzeichnungselemente nach CLP VO 1272 / 2008

Die Gefahrenhinweise werden gemäß Anhang I Teil 2 (physikalische Gefahren), 3 (Gesundheitsgefahren), 4 (Umweltgefahren) und 5 (weitere Gefahren) angewendet.

Bei der Wahl der Gefahrenhinweise gemäß Artikel 21 und Artikel 27 können Lieferanten die kombinierten Gefahrenhinweise gemäß diesem Anhang verwenden.

Gemäß Artikel 27 kann bei der Kennzeichnung die folgende Rangfolgeregelung für Gefahrenhinweise gelten:

- Wird der Gefahrenhinweis H410 „Sehr giftig für Wasserorganismen, mit langfristiger Wirkung" zugeordnet, kann der Gefahrenhinweis H400 „Sehr giftig für Wasserorganismen" entfallen.
- Wird der Gefahrenhinweis H314 „Verursacht schwere Verätzungen der Haut und schwere Augenschäden." zugeordnet, kann der Gefahrenhinweis H318 „Verursacht schwere Augenschäden." entfallen.

Gefahrenhinweise für physikalische Gefahren

H-Nummer	
H200	Instabil, explosiv.
H201	Explosiv, Gefahr der Massenexplosion.
H202	Explosiv; große Gefahr durch Splitter, Spreng- und Wurfstücke.
H203	Explosiv; Gefahr durch Feuer, Luftdruck oder Splitter, Spreng- und Wurfstücke.
H204	Gefahr durch Feuer oder Splitter, Spreng- und Wurfstücke.
H205	Gefahr der Massenexplosion bei Feuer.
H206	Gefahr durch Feuer, Druckstoß oder Sprengstücke; erhöhte Explosionsgefahr, wenn das Desensibilisierungsmittel reduziert wird.
H207	Gefahr durch Feuer oder Sprengstücke; erhöhte Explosionsgefahr, wenn das Desensibilisierungsmittel reduziert wird.
H208	Gefahr durch Feuer; erhöhte Explosionsgefahr, wenn das Desensibilisierungsmittel reduziert wird.
H220	Extrem entzündbares Gas.
H221	Entzündbares Gas.
H222	Extrem entzündbares Aerosol.
H223	Entzündbares Aerosol.
H224	Flüssigkeit und Dampf extrem entzündbar.
H225	Flüssigkeit und Dampf leicht entzündbar.
H226	Flüssigkeit und Dampf entzündbar.
H228	Entzündbarer Feststoff.
H229	Behälter steht unter Druck: kann bei Erwärmung bersten.
H230	Kann auch in Abwesenheit von Luft explosionsartig reagieren.
H231	Kann auch in Abwesenheit von Luft bei erhöhtem Druck und / oder erhöhter Temperatur explosionsartig reagieren.
H232	Kann sich bei Kontakt mit Luft spontan entzünden.
H240	Erwärmung kann Explosion verursachen.
H241	Erwärmung kann Brand oder Explosion verursachen.
H242	Erwärmung kann Brand verursachen.
H250	Entzündet sich in Berührung mit Luft von selbst.

H-Nummer	
H251	Selbsterhitzungsfähig; kann in Brand geraten.
H252	In großen Mengen selbsterhitzungsfähig; kann in Brand geraten.
H260	In Berührung mit Wasser entstehen entzündbare Gase, die sich spontan entzünden können.
H261	In Berührung mit Wasser entstehen entzündbare Gase.
H270	Kann Brand verursachen oder verstärken; Oxidationsmittel.
H271	Kann Brand oder Explosion verursachen; starkes Oxidationsmittel.
H272	Kann Brand verstärken; Oxidationsmittel.
H280	Enthält Gas unter Druck; kann bei Erwärmung explodieren.
H281	Enthält tiefgekühltes Gas; kann Kälteverbrennungen oder Verletzungen verursachen.
H290	Kann gegenüber Metallen korrosiv sein.

Tabelle 16: Gefahrenhinweise für physikalische Gefahren

Gefahrenhinweise für Gesundheitsgefahren

H300	Lebensgefahr bei Verschlucken.
H301	Giftig bei Verschlucken.
H302	Gesundheitsschädlich bei Verschlucken.
H304	Kann bei Verschlucken und Eindringen in die Atemwege tödlich sein.
H310	Lebensgefahr bei Hautkontakt.
H311	Giftig bei Hautkontakt.
H312	Gesundheitsschädlich bei Hautkontakt.
H314	Verursacht schwere Verätzungen der Haut und schwere Augenschäden.
H315	Verursacht Hautreizungen.
H317	Kann allergische Hautreaktionen verursachen.
H318	Verursacht schwere Augenschäden.
H319	Verursacht schwere Augenreizung.
H330	Lebensgefahr bei Einatmen.
H331	Giftig bei Einatmen.
H332	Gesundheitsschädlich bei Einatmen.
H334	Kann bei Einatmen Allergie, asthmaartige Symptome oder Atembeschwerden verursachen.
H335	Kann die Atemwege reizen.
H336	Kann Schläfrigkeit und Benommenheit verursachen.
H340	Kann vermutlich genetische Defekte verursachen < *Expositionsweg angeben, sofern schlüssig belegt ist, dass diese Gefahr bei keinem anderen Expositionsweg besteht* >.
H341	Kann vermutlich genetische Defekte verursachen < *Expositionsweg angeben, sofern schlüssig belegt ist, dass diese Gefahr bei keinem anderen Expositionsweg besteht* >
H350	Kann Krebs erzeugen <*Expositionsweg angeben, sofern schlüssig belegt ist, dass diese Gefahr bei keinem anderen Expositionsweg besteht*>.
H350i	Kann bei Einatmen Krebs erzeugen.
H351	Kann vermutlich Krebs erzeugen <*Expositionsweg angeben, sofern schlüssig belegt ist, dass diese Gefahr bei keinem anderen Expositionsweg besteht*>.
H360	Kann die Fruchtbarkeit beeinträchtigen oder das Kind im Mutterleib schädigen <*konkrete Wirkung angeben, sofern bekannt*> <*Expositionsweg angeben, sofern schlüssig belegt ist, dass die Gefahr bei keinem anderen Expositionsweg besteht*>.
H360F	Kann die Fruchtbarkeit beeinträchtigen.
H360D	Kann das Kind im Mutterleib schädigen.
H360FD	Kann die Fruchtbarkeit beeinträchtigen. Kann das Kind im Mutterleib schädigen.
H360Fd	Kann die Fruchtbarkeit beeinträchtigen. Kann vermutlich das Kind im Mutterleib schädigen.

H360Df	Kann das Kind im Mutterleib schädigen. Kann vermutlich die Fruchtbarkeit beeinträchtigen.
H361	Kann vermutlich die Fruchtbarkeit beeinträchtigen oder das Kind im Mutterleib schädigen *<konkrete Wirkung angeben, sofern bekannt> <Expositionsweg angeben, sofern schlüssig belegt ist, dass die Gefahr bei keinem anderen Expositionsweg besteht>*.
H361f	Kann vermutlich die Fruchtbarkeit beeinträchtigen.
H361d	Kann vermutlich das Kind im Mutterleib schädigen.
H361fd	Kann vermutlich die Fruchtbarkeit beeinträchtigen. Kann vermutlich das Kind im Mutterleib schädigen.
H362	Kann Säuglinge über die Muttermilch schädigen.
H370	Schädigt die Organe *<oder alle betroffenen Organe nennen, sofern bekannt> <Expositionsweg angeben, sofern schlüssig belegt ist, dass diese Gefahr bei keinem anderen Expositionsweg besteht>*.
H371	Kann die Organe schädigen *<oder alle betroffenen Organe nennen, sofern bekannt> <Expositionsweg angeben, sofern schlüssig belegt ist, dass diese Gefahr bei keinem anderen Expositionsweg besteht>*.
H372	Schädigt die Organe *<alle betroffenen Organe nennen>* bei längerer oder wiederholter Exposition *<Expositionsweg angeben, wenn schlüssig belegt ist, dass diese Gefahr bei keinem anderen Expositionsweg besteht>*.
H373	Kann die Organe schädigen *<alle betroffenen Organe nennen, sofern bekannt>* bei längerer oder wiederholter Exposition *<Expositionsweg angeben, wenn schlüssig belegt ist, dass diese Gefahr bei keinem anderen Expositionsweg besteht>*.
H300+H310	Lebensgefahr bei Verschlucken oder Hautkontakt.
H300+H330	Lebensgefahr bei Verschlucken oder Einatmen.
H310+H330	Lebensgefahr bei Hautkontakt oder Einatmen.
H300+H310+H330	Lebensgefahr bei Verschlucken, Hautkontakt oder Einatmen.
H301+H311	Giftig bei Verschlucken oder Hautkontakt.
H301+H331	Giftig bei Verschlucken oder Einatmen.
H311+H331	Giftig bei Hautkontakt oder Einatmen.
H301+H311+H331	Giftig bei Verschlucken, Hautkontakt oder Einatmen.
H302+H312	Gesundheitsschädlich bei Verschlucken oder Hautkontakt.
H302+H332	Gesundheitsschädlich bei Verschlucken oder Einatmen.
H312+H332	Gesundheitsschädlich bei Hautkontakt oder Einatmen.
H302+H312+H332	Gesundheitsschädlich bei Verschlucken, Hautkontakt oder Einatmen.

Tabelle 17: Gefahrenhinweise für Gesundheitsgefahren

Gefahrenhinweise für Umweltgefahren

H400	Sehr giftig für Wasserorganismen.
H410	Sehr giftig für Wasserorganismen mit langfristiger Wirkung.
H411	Giftig für Wasserorganismen, mit langfristiger Wirkung.
H412	Schädlich für Wasserorganismen, mit langfristiger Wirkung.
H413	Kann für Wasserorganismen schädlich sein, mit langfristiger Wirkung.
H420	Schädigt die öffentliche Gesundheit und die Umwelt durch Ozonabbau in der äußeren Atmospähre.

Tabelle 18: Gefahrenhinweise für Umweltgefahren

Physikalische Eigenschaften

EUH014	Reagiert heftig mit Wasser.
EUH018	Kann bei Verwendung explosionsfähige / entzündbare Dampf / Luft-Gemische bilden.
EUH019	Kann explosionsfähige Peroxide bilden.
EUH044	Explosionsgefahr bei Erhitzen unter Einschluss.

Tabelle 19: Physikalische Eigenschaften

Gesundheitsgefährliche Eigenschaften

EUH029	Entwickelt bei Berührung mit Wasser giftige Gase.
EUH031	Entwickelt bei Berührung mit Säure giftige Gase.
EUH032	Entwickelt bei Berührung mit Säure sehr giftige Gase.
EUH066	Wiederholter Kontakt kann zu spröder oder rissiger Haut führen.
EUH070	Giftig bei Berührung mit den Augen.
EUH071	Wirkt ätzend auf die Atemwege.

Tabelle 20: Gesundheitsgefährliche Eigenschaften

Ergänzende Kennzeichnungselemente / Informationen über bestimmte Gemische

EUH201	Enthält Blei. Nicht für den Anstrich von Gegenständen verwenden, die von Kindern gekaut oder gelutscht werden könnten.
EUH201A	Achtung! Enthält Blei.
EUH202	Cyanacrylat. Gefahr. Klebt innerhalb von Sekunden Haut und Augenlider zusammen. Darf nicht in die Hände von Kindern gelangen.
EUH203	Enthält Chrom (VI). Kann allergische Reaktionen hervorrufen.
EUH204	Enthält Isocyanate. Kann allergische Reaktionen hervorrufen.
EUH205	Enthält epoxidhaltige Verbindungen. Kann allergische Reaktionen hervorrufen.
EUH206	Achtung! Nicht zusammen mit anderen Produkten verwenden, da gefährliche Gase (Chlor) freigesetzt werden können.
EUH207	Achtung! Enthält Cadmium. Bei der Verwendung entstehen gefährliche Dämpfe. Hinweise des Herstellers beachten. Sicherheitsanweisungen einhalten.
EUH208	Enthält (Name des sensibilisierenden Stoffes). Kann allergische Reaktionen hervorrufen.
EUH209	Kann bei Verwendung leicht entzündbar werden.
EUH209A	Kann bei Verwendung entzündbar werden.
EUH210	Sicherheitsdatenblatt auf Anfrage erhältlich.
EUH401	Zur Vermeidung von Risiken für Mensch und Umwelt die Gebrauchsanleitung einhalten.

Tabelle 21: Ergänzende Kennzeichnungselemente / Informationen über bestimmte Gemische

5.2 Sicherheitshinweise – P-Sätze

Anhang IV Liste der Sicherheitshinweise nach CLP VO 1272 / 2008

Bei der Wahl der Sicherheitshinweise gemäß Artikel 22 und Artikel 28 Absatz 3 können Lieferanten die Sicherheitshinweise in der unten aufgeführten Tabelle unter Berücksichtigung der Deutlichkeit und Verständlichkeit der Warnhinweise miteinander kombinieren.

Steht ein Textteil eines Sicherheitshinweises in eckigen Klammern [...], so bedeutet das, dass der in eckigen Klammern stehende Text nicht in jedem Fall zutrifft und nur unter bestimmten Voraussetzungen angewandt werden sollte.

Enthält ein Sicherheitshinweis einen Schrägstrich [/], so bedeutet das, dass aus den zwei durch den Schrägstrich getrennten Texten einer auszuwählen ist.

Enthält der Text eines Sicherheitshinweises drei Punkte [...], so bedeutet das, dass Einzelheiten zu den bereitzustellenden Informationen in Spalte 5 (Anhang IV CLP VO 1272 / 2008) enthalten sind.

Sicherheitshinweise – Allgemeines

P101	Ist ärztlicher Rat erforderlich, Verpackung oder Kennzeichnungsetikett bereithalten.
P102	Darf nicht in die Hände von Kindern gelangen.
P103	Lesen Sie sämtliche Anweisungen aufmerksam und befolgen Sie diese.

Tabelle 22: Sicherheitshinweise – Allgemeines

Sicherheitshinweise – Prävention

P201	Vor Gebrauch besondere Anweisungen einholen.
P202	Vor Gebrauch alle Sicherheitshinweise lesen und verstehen.
P210	Von Hitze, heißen Oberflächen, Funken, offenen Flammen und anderen Zündquellenarten fernhalten. Nicht rauchen.
P211	Nicht gegen offene Flamme oder andere Zündquelle sprühen.
P212	Erhitzen unter Einschluss und Reduzierung des Desensibilisierungsmittels vermeiden.
P220	Von Kleidung und anderen brennbaren Materialien fernhalten.
P222	Keinen Kontakt mit Luft zulassen.
P223	Keinen Kontakt mit Wasser zulassen.
P230	Feucht halten mit ...
P231	Inhalt unter inertem Gas / ... handhaben und aufbewahren.
P232	Vor Feuchtigkeit schützen.
P233	Behälter dicht verschlossen halten.
P234	Nur in Originalverpackung aufbewahren.
P235	Kühl halten.
P240	Behälter und zu befüllende Anlage erden.
P241	Explosionsgeschützte [elektrische / Lüftungs- / Beleuchtungs- / ...] Geräte verwenden.
P242	Funkenarmes Werkzeug verwenden.
P243	Maßnahmen gegen elektrostatische Entladungen treffen.
P244	Ventile und Ausrüstungsteile öl- und fettfrei halten.
P250	Nicht schleifen / stoßen / reiben / ...
P251	Nicht durchstechen oder verbrennen, auch nicht nach Gebrauch.
P260	Staub / Rauch / Gas / Nebel / Dampf / Aerosol nicht einatmen.
P261	Einatmen von Staub / Rauch / Gas / Nebel / Dampf / Aerosol vermeiden.
P262	Nicht in die Augen, auf die Haut oder auf die Kleidung gelangen lassen.
P263	Berührung während Schwangerschaft und Stillzeit vermeiden.
P264	Nach Gebrauch ... gründlich waschen.
P270	Bei Gebrauch nicht essen, trinken oder rauchen.
P271	Nur im Freien oder in gut belüfteten Räumen verwenden.

P272	Kontaminierte Arbeitskleidung nicht außerhalb des Arbeitsplatzes tragen.
P273	Freisetzung in die Umwelt vermeiden.
P280	Schutzhandschuhe / Schutzkleidung / Augenschutz / Gesichtsschutz / Gehörschutz / … tragen.
P282	Schutzhandschuhe mit Kälteisolierung / Gesichtsschild / Augenschutz tragen.
P283	Schwer entflammbare oder flammhemmende Kleidung tragen.
P284	[Bei unzureichender Belüftung] Atemschutz tragen.
P231+P232	Inhalt unter inertem Gas / … handhaben und aufbewahren. Vor Feuchtigkeit schützen.

Tabelle 23: Sicherheitshinweise – Prävention

Sicherheitshinweise – Reaktion

P301	BEI VERSCHLUCKEN:
P302	BEI BERÜHRUNG MIT DER HAUT:
P303	BEI BERÜHRUNG MIT DER HAUT (oder dem Haar):
P304	BEI EINATMEN:
P305	BEI KONTAKT MIT DEN AUGEN:
P306	BEI KONTAKT MIT DER KLEIDUNG:
P308	BEI Exposition oder falls betroffen:
P310	Sofort GIFTINFORMATIONSZENTRUM / Arzt / … anrufen.
P311	GIFTINFORMATIONSZENTRUM / Arzt / … anrufen.
P312	Bei Unwohlsein GIFTINFORMATIONSZENTRUM / Arzt / … anrufen.
P313	Ärztlichen Rat einholen / ärztliche Hilfe hinzuziehen.
P314	Bei Unwohlsein ärztlichen Rat einholen / ärztliche Hilfe hinzuziehen.
P315	Sofort ärztlichen Rat einholen / ärztliche Hilfe hinzuziehen.
P320	Besondere Behandlung dringend erforderlich (siehe … auf diesem Kennzeichnungsetikett).
P321	Besondere Behandlung (siehe … auf diesem Kennzeichnungsetikett).
P330	Mund ausspülen.
P331	KEIN Erbrechen herbeiführen.
P332	Bei Hautreizung:
P333	Bei Hautreizung oder -ausschlag:
P334	In kaltes Wasser tauchen [oder nassen Verband anlegen].
P335	Lose Partikel von der Haut abbürsten.
P336	Vereiste Bereiche mit lauwarmem Wasser auftauen. Betroffenen Bereich nicht reiben.
P337	Bei anhaltender Augenreizung:
P338	Eventuell vorhandene Kontaktlinsen nach Möglichkeit entfernen. Weiter ausspülen.
P340	Die Person an die frische Luft bringen und für ungehinderte Atmung sorgen.
P342	Bei Symptomen der Atemwege:
P351	Einige Minuten lang behutsam mit Wasser ausspülen.
P352	Mit viel Wasser / … waschen.
P353	Haut mit Wasser abwaschen [oder duschen].
P360	Kontaminierte Kleidung und Haut sofort mit viel Wasser abwaschen und danach Kleidung ausziehen.
P361	Alle kontaminierten Kleidungsstücke sofort ausziehen.
P362	Kontaminierte Kleidung ausziehen.
P363	Kontaminierte Kleidung vor erneutem Tragen waschen.
P364	Und vor erneutem Tragen waschen.
P370	Bei Brand:

P371	Bei Großbrand und großen Mengen:
P372	Explosionsgefahr.
P373	KEINE Brandbekämpfung, wenn das Feuer explosive Stoffe / Gemische / Erzeugnisse erreicht.
P375	Wegen Explosionsgefahr Brand aus der Entfernung bekämpfen.
P376	Undichtigkeit beseitigen, wenn gefahrlos möglich.
P377	Brand von ausströmendem Gas: Nicht löschen, bis Undichtigkeit gefahrlos beseitigt werden kann.
P378	… zum Löschen verwenden.
P380	Umgebung räumen.
P381	Bei Undichtigkeit alle Zündquellen entfernen.
P390	Verschüttete Mengen aufnehmen, um Materialschäden zu vermeiden.
P391	Verschüttete Mengen aufnehmen.
P301+P310	BEI VERSCHLUCKEN: Sofort GIFTINFORMATIONSZENTRUM / Arzt / … anrufen.
P301+P312	BEI VERSCHLUCKEN: Bei Unwohlsein GIFTINFORMATIONSZENTRUM / Arzt / … anrufen.
P302+P334	BEI BERÜHRUNG MIT DER HAUT: In kaltes Wasser tauchen oder nassen Verband anlegen.
P302+P352	BEI BERÜHRUNG MIT DER HAUT: Mit viel Wasser / … waschen.
P304+P340	BEI EINATMEN: Die Person an die frische Luft bringen und für ungehinderte Atmung sorgen.
P306+P360	BEI KONTAKT MIT DER KLEIDUNG: Kontaminierte Kleidung und Haut sofort mit viel Wasser abwaschen und danach Kleidung ausziehen.
P308+P311	BEI Exposition oder falls betroffen: GIFTINFORMATIONSZENTRUM / Arzt / … anrufen.
P308+P313	BEI Exposition oder falls betroffen: Ärztlichen Rat einholen / ärztliche Hilfe hinzuziehen.
P332+P313	Bei Hautreizung: Ärztlichen Rat einholen / ärztliche Hilfe hinzuziehen.
P333+P313	Bei Hautreizung oder -ausschlag: Ärztlichen Rat einholen / ärztliche Hilfe hinzuziehen.
P336+P315	Vereiste Bereiche mit lauwarmem Wasser auftauen. Betroffenen Bereich nicht reiben. Sofort ärztlichen Rat einholen / ärztliche Hilfe hinzuziehen.
P337+P313	Bei anhaltender Augenreizung: Ärztlichen Rat einholen / ärztliche Hilfe hinzuziehen.
P342+P311	Bei Symptomen der Atemwege: GIFTINFORMATIONSZENTRUM / Arzt / … anrufen.
P361+P364	Alle kontaminierten Kleidungsstücke sofort ausziehen und vor erneutem Tragen waschen.
P362+P364	Kontaminierte Kleidung ausziehen und vor erneutem Tragen waschen.
P370+P376	Bei Brand: Undichtigkeit beseitigen, wenn gefahrlos möglich.
P370+P378	Bei Brand: … zum Löschen verwenden.
P301+P330+P331	BEI VERSCHLUCKEN: Mund ausspülen. KEIN Erbrechen herbeiführen.
P302+P335+P334	BEI BERÜHRUNG MIT DER HAUT: Lose Partikel von der Haut abbürsten. In kaltes Wasser tauchen [oder nassen Verband anlegen].
P303+P361+P353	BEI BERÜHRUNG MIT DER HAUT (oder dem Haar): Alle kontaminierten Kleidungsstücke sofort ausziehen. Haut mit Wasser abwaschen [oder duschen].
P305+P351+P338	BEI KONTAKT MIT DEN AUGEN: Einige Minuten lang behutsam mit Wasser spülen. Eventuell vorhandene Kontaktlinsen nach Möglichkeit entfernen. Weiter spülen.
P370+P380+P375	Bei Brand: Umgebung räumen. Wegen Explosionsgefahr Brand aus der Entfernung bekämpfen.
P371+P380+P375	Bei Großbrand und großen Mengen: Umgebung räumen. Wegen Explosionsgefahr Brand aus der Entfernung bekämpfen.
P370+P372+P380+P373	Bei Brand: Explosionsgefahr. Umgebung räumen. KEINE Brandbekämpfung, wenn das Feuer explosive Stoffe / Gemische / Erzeugnisse erreicht.
P370+P380+P375[+ P378]	Bei Brand: Umgebung räumen. Wegen Explosionsgefahr Brand aus der Entfernung bekämpfen. [… zum Löschen verwenden.]

Tabelle 24: Sicherheitshinweise – Reaktion

Sicherheitshinweise – Aufbewahrung

P401	Aufbewahren gemäß ...
P402	An einem trockenen Ort aufbewahren.
P403	An einem gut belüfteten Ort aufbewahren.
P404	In einem geschlossenen Behälter aufbewahren.
P405	Unter Verschluss aufbewahren.
P406	In korrosionsbeständigem / ... Behälter mit korrosionsbeständiger Innenauskleidung aufbewahren.
P407	Luftspalt zwischen Stapeln oder Paletten lassen.
P410	Vor Sonnenbestrahlung schützen.
P411	Bei Temperaturen nicht über ... °C / ... °F aufbewahren.
P412	Nicht Temperaturen über 50 °C / 122 °F aussetzen.
P413	Schüttgut in Mengen von mehr als ... kg / ... lbs bei Temperaturen von nicht über ... °C / ... °F aufbewahren.
P420	Getrennt aufbewahren.
P402+P404	An einem trockenen Ort aufbewahren. In einem geschlossenen Behälter aufbewahren.
P403+P233	An einem gut belüfteten Ort aufbewahren. Behälter dicht verschlossen halten.
P403+P235	An einem gut belüfteten Ort aufbewahren. Kühl halten.
P410+P403	Vor Sonnenbestrahlung schützen. An einem trockenen Ort aufbewahren.
P410+P412	Vor Sonnenbestrahlung schützen und nicht Temperaturen über 50 °C / 122 °F aussetzen.

Tabelle 25: Sicherheitshinweise – Aufbewahrung

Sicherheitshinweise – Entsorgung

P501	Inhalt / Behälter ... zuführen.
P502	Informationen zur Wiederverwendung oder Wiederverwertung beim Hersteller oder Lieferanten erfragen.
P503	Information zur Entsorgung / Wiederverwendung / Wiederverwertung beim Hersteller / Lieferanten / ... erfragen.

Tabelle 26: Sicherheitshinweise – Entsorgung

5.3 Kennzeichnungstabelle / Zuordnung der P-Sätze zu den H-Sätzen (sortiert nach aufsteigender H-Satz-Nummer)

Piktogramm	Signalwort	Gefahrenhinweise	Sicherheitshinweise
GHS01	Gefahr	H200 Instabil, explosiv.	P201, P250, P280, P370+P372+P380+P373, P401, P501
GHS01	Gefahr	H201 Explosiv; Gefahr der Massenexplosion.	P210, P230, P234, P240, P250, P280, P370+P372+P380+P373, P401, P501, P503
GHS01	Gefahr	H202 Explosiv; große Gefahr durch Splitter, Spreng- und Wurfstücke.	P210, P230, P234, P240, P250, P280, P370+P372+P380+P373, P401, P501, P503
GHS01	Gefahr	H203 Explosiv; Gefahr durch Feuer, Luftdruck oder Splitter, Spreng- und Wurfstücke.	P210, P230, P234, P240, P250, P280, P370+P372+P380+P373, P401, P501, P503
GHS01	Achtung	H204 Gefahr durch Feuer oder Splitter, Spreng- und Wurfstücke.	P210, P234, P240, P250, P280, P370+P372+P380+P373, P370+P380+P375[+P378], P401, P501, P503
–	Gefahr	H205 Gefahr der Massenexplosion bei Feuer.	P210, P230, P234, P240, P250, P280, P370+P372+P380+P373, P401, P501, P503
GHS02	Gefahr	H206 Gefahr durch Feuer, Druckstoß oder Sprengstücke; erhöhte Explosions- gefahr, wenn das Desensibilisierungs- mittel reduziert wird.	P210, P212, P230, P233, P280, P370+P380+P375, P401, P501
GHS02	Gefahr	H207 Gefahr durch Feuer oder Sprengstücke; erhöhte Explosionsgefahr, wenn das Desensibilisierungsmittel reduziert wird.	P210, P212, P230, P233, P280, P370+P380+P375, P401, P501
GHS02	Achtung	H207 Gefahr durch Feuer oder Sprengstücke; erhöhte Explosionsgefahr, wenn das Desensibilisierungsmittel reduziert wird.	P210, P212, P230, P233, P280, P370+P380+P375, P401, P501
GHS02	Achtung	H208 Gefahr durch Feuer; erhöhte Explo- sionsgefahr, wenn das Desensibilisie- rungsmittel reduziert wird.	P210, P212, P230, P233, P280, P370+P380+P375, P401, P501
GHS02	Gefahr	H220 Extrem entzündbares Gas.	P210, P377, P381, P403
GHS02	Gefahr	H220 Extrem entzündbares Gas. H232 Kann sich bei Kontakt mit Luft spontan entzünden.	P210, P222, P280, P377, P381, P403
GHS02	Gefahr	H220 Extrem entzündbares Gas. H230 Kann auch in Abwesenheit von Luft explosionsartig reagieren.	P202, P210, P377, P381, P403

Piktogramm	Signalwort	Gefahrenhinweise	Sicherheitshinweise
GHS02	Gefahr	H220 Extrem entzündbares Gas. H231 Kann auch in Abwesenheit von Luft bei erhöhtem Druck und / oder erhöhter Temperatur explosionsartig reagieren.	P202, P210, P377, P381, P403
–	Achtung	H221 Entzündbares Gas.	P210, P377, P381, P403
GHS02	Gefahr	H222 Extrem entzündbares Aerosol. H229 Behälter steht unter Druck: Kann bei Erwärmen bersten.	P210, P211, P251, P410+P412
GHS02	Achtung	H223 Entzündbares Aerosol. H229 Behälter steht unter Druck: Kann bei Erwärmen bersten.	P210, P211, P251, P410+P412
GHS02	Gefahr	H224 Flüssigkeit und Dampf extrem entzündbar.	P210, P233, P240, P241, P242, P243, P280, P303+P361+P353, P370+P378, P403+P235, P501
GHS02	Gefahr	H225 Flüssigkeit und Dampf leicht entzündbar.	P210, P233, P240, P241, P242, P243, P280, P303+P361+P353, P370+P378, P403+P235, P501
GHS02	Achtung	H226 Flüssigkeit und Dampf entzündbar.	P210, P233, P240, P241, P242, P243, P280, P303+P361+P353, P370+P378, P403+P235, P501
GHS02	Gefahr (Kategorie 1) oder Achtung (Kategorie 2)	H228 Entzündbarer Feststoff.	P210, P240, P241, P280, P370+P378
–	Achtung	H229 Behälter steht unter Druck: Kann bei Erwärmen bersten.	P210, P251, P410+P412
–	–	H230 Kann auch in Abwesenheit von Luft explosionsartig reagieren.	P202
–	–	H231 Kann auch in Abwesenheit von Luft bei erhöhtem Druck und / oder erhöhter Temperatur explosionsartig reagieren	P202
GHS01	Gefahr	H240 (für selbstzersetzliche Stoffe und Gemische) Erwärmung kann Explosion verursachen.	P210, P234, P235, P240, P280, P370+P372+P380+P373, P403, P411, P420, P501
GHS01	Gefahr	H240 (für organische Peroxide) Erwärmung kann Explosion verursachen.	P210, P234, P235, P240, P280, P370+P372+P380+P373, P403, P410, P411, P420, P501
GHS01 GHS02	Gefahr	H241 (für selbstzersetzliche Stoffe und Gemische) Erwärmung kann Brand oder Explosion verursachen.	P210, P234, P235, P240, P280, P370+P380+P375 [+ P378], P403, P411, P420, P501

5 Tabellen und Formulare

Piktogramm	Signalwort	Gefahrenhinweise	Sicherheitshinweise
GHS01 GHS02	Gefahr	H241 (für organische Peroxide) Erwärmung kann Brand oder Explosion verursachen.	P210, P234, P235, P240, P280, P370+P380+P375 [+ P378], P403, P410 P411, P420, P501
GHS02	Gefahr (Typen C+D) oder Achtung (Typen E+F)	H242 (für selbstzersetzliche Stoffe und Gemische) Erwärmung kann Brand verursachen.	P210, P234, P235, P240, P280, P370+P378, P403, P411, P420, P501
GHS02	Gefahr (Typen C+D) oder Achtung (Typen E+F)	H242 (für organische Peroxide) Erwärmung kann Brand verursachen.	P210, P234, P235, P240, P280, P370+P378, P403, P410, P411, P420, P501
GHS02	Gefahr	H250 Entzündet sich in Berührung mit Luft von selbst.	(flüssig): P210, P212, P222, P231+P232, P233, P280, P302+P334, P370+P378 oder (fest): P210, P212, P222, P231+P232, P233, P280, P302+P335+P334, P370+P378
GHS02	Gefahr	H251 Selbsterhitzungsfähig; kann in Brand geraten.	P235, P280 P407, P413, P420
GHS02	Achtung	H252 In großen Mengen selbsterhitzungsfähig; kann in Brand geraten.	P235, P280, P407, P413, P420
GHS02	Gefahr	H260 In Berührung mit Wasser entstehen entzündbare Gase, die sich spontan entzünden können.	P223, P231+P232, P280, P302+P335+P334, P370+P378, P402+P404, P501
GHS02	Gefahr (Kategorie 2) oder Achtung (Kategorie 3)	H261 In Berührung mit Wasser entstehen entzündbare Gase.	Kategorie 2: P223, P231+P232, P280, P302+P335+P334, P370+P378, P402+P404, P501 Kategorie 3: P231+P232, P280, P370+P378, P402+P404, P501
GHS03	Gefahr	H270 Kann Brand verursachen oder verstärken; Oxidationsmittel.	P220, P244, P370+P376, P403
GHS03	Gefahr	H271 Kann Brand oder Explosion verursachen; starkes Oxidationsmittel.	P210, P220, P221, P280, P283, P306+P360, P371+P380+P375, P370+P378, P420, P501
GHS03	Gefahr (Kategorie 2) oder Achtung (Kategorie 3)	H272 Kann Brand verstärken; Oxidationsmittel.	P210, P220, P280, P370+P378, P501
GHS04	Achtung	H280 Enthält Gas unter Druck; kann bei Erwärmung explodieren.	P410+P403
GHS04	Achtung	H281 Enthält tiefgekühltes Gas; kann Kälteverbrennungen oder -verletzungen verursachen.	P282, P336+P315, P403
GHS05	Achtung	H290 Kann gegenüber Metallen korrosiv sein.	P234, P390, P406
GHS06	Gefahr	H300 Lebensgefahr bei Verschlucken.	P264, P270, P301+P310, P321, P330, P405, P501

Piktogramm		Signalwort	Gefahrenhinweise	Sicherheitshinweise
GHS06	☠	Gefahr	H301 Giftig bei Verschlucken.	P264, P270, P301+P310, P321, P330, P405, P501
GHS07	!	Achtung	H302 Gesundheitsschädlich bei Verschlucken.	P264, P270, P301+P312, P330, P501
GHS08	⚠	Gefahr	H304 Kann bei Verschlucken und Eindringen in die Atemwege tödlich sein.	P301+P310, P331, P405, P501
GHS06	☠	Gefahr	H310 Lebensgefahr bei Hautkontakt.	P262, P264, P270, P280, P302+P352, P310, P321, P361+P364, P405, P501
GHS06	☠	Gefahr	H311 Giftig bei Hautkontakt.	P280, P302+P352, P312, P321, P361+P364, P405, P501
GHS07	!	Achtung	H312 Gesundheitsschädlich bei Hautkontakt.	P280, P302+P352, P312, P321, P362+P364, P501
GHS05	⚠	Gefahr	H314 Verursacht schwere Verätzungen der Haut und schwere Augenschäden.	P260, P264, P280, P301+P330+P331, P303+P361+P353, P363, P304+P340, P310, P321, P305+P351+P338, P405, P501
GHS07	!	Achtung	H315 Verursacht Hautreizungen.	P264, P280, P302+P352, P321, P332+P313, P362+P364
GHS07	!	Achtung	H317 Kann allergische Hautreaktionen verursachen.	P261, P272, P280, P302+P352, P333+P313, P321, P362+P364, P501
GHS05	⚠	Gefahr	H318 Verursacht schwere Augenschäden.	P280, P305+P351+P338, P310
GHS07	!	Achtung	H319 Verursacht schwere Augenreizung.	P264, P280, P305+P351+ P338, P337+P313
GHS06	☠	Gefahr	H330 Lebensgefahr bei Einatmen.	P260, P271, P284, P304+P340, P310, P320, P403+P233, P405, P501
GHS06	☠	Gefahr	H331 Giftig bei Einatmen.	P261, P271, P304+P340, P311, P321, P403+P233, P405, P501
GHS07	!	Achtung	H332 Gesundheitsschädlich bei Einatmen.	P261, P271, P304+P340, P312
GHS08	⚠	Gefahr	H334 Kann bei Einatmen Allergie, asthmaartige Symptome oder Atembeschwerden verursachen.	P261, P284, P304+P340, P342+P311, P501
GHS07	!	Achtung	H335 Kann die Atemwege reizen.	P261, P271, P304+P340, P312, P403+P233, P405, P501
GHS07	!	Achtung	H336 Kann Schläfrigkeit und Benommenheit verursachen.	P261, P271, P304 +P340, P312, P403+P233, P405, P501
GHS08	⚠	Gefahr	H340 Kann genetische Defekte verursachen.	P201, P202, P280, P308+P313, P405, P501

Piktogramm		Signalwort	Gefahrenhinweise	Sicherheitshinweise
GHS08	☣	Achtung	H341 Kann vermutlich genetische Defekte verursachen.	P201, P202, P280, P308+P313, P405
GHS08	☣	Gefahr	H350 Kann Krebs erzeugen.	P201, P202, P280, P308+P313, P405, P501
GHS08	☣	Gefahr	H350i Kann bei Einatmen Krebs erzeugen.	P201, P202, P281, P308+P313, P405, P501
GHS08	☣	Achtung	H351 Kann vermutlich Krebs erzeugen.	P201, P202, P280, P308+P313, P405, P501
GHS08	☣	Gefahr	H360 Kann die Fruchtbarkeit beeinträchtigen oder das Kind im Mutterleib schädigen.	P201, P202, P280, P308+P313, P405, P501
GHS08	☣	Gefahr	H360D Kann das Kind im Mutterleib schädigen.	P201, P202, P281, P308+P313, P405, P501
GHS08	☣	Gefahr	H360Df Kann das Kind im Mutterleib schädigen. Kann vermutlich die Fruchtbarkeit beeinträchtigen.	P201, P202, P281, P308+P313, P405, P501
GHS08	☣	Gefahr	H360F Kann die Fruchtbarkeit beeinträchtigen.	P201, P202, P281, P308+P313, P405, P501
GHS08	☣	Gefahr	H360FD Kann die Fruchtbarkeit beeinträchtigen. Kann das Kind im Mutterleib schädigen.	P201, P202, P281, P308+P313, P405, P501
GHS08	☣	Gefahr	H360Fd Kann die Fruchtbarkeit beeinträchtigen. Kann vermutlich das Kind im Mutterleib schädigen.	P201, P202, P281, P308+P313, P405, P501
GHS08	☣	Achtung	H361 Kann vermutlich die Fruchtbarkeit beeinträchtigen oder das Kind im Mutterleib schädigen.	P201, P202, P280, P308+P313, P405, P501
GHS08	☣	Achtung	H361fd Kann vermutlich die Fruchtbarkeit beeinträchtigen. Kann vermutlich das Kind im Mutterleib schädigen.	P201, P202, P281, P308+P313, P405, P501
–		–	H362 Kann Säuglinge über die Muttermilch schädigen.	P201, P260, P263, P264, P270, P308+P313
GHS08	☣	Gefahr	H370 Schädigt die Organe.	P260, P264, P270, P308+P311, P321, P405, P501
GHS08	☣	Achtung	H371 Kann die Organe schädigen.	P260, P264, P270, P308+P311, P405, P501
GHS08	☣	Gefahr	H372 Schädigt die Organe bei längerer oder wiederholter Exposition.	P260, P264, P270, P314, P501
GHS08	☣	Achtung	H373 Kann die Organe schädigen bei längerer oder wiederholter Exposition.	P260, P314, P501
GHS09	🌿	Achtung	H400 Sehr giftig für Wasserorganismen.	P273, P391, P501

Piktogramm	Signalwort	Gefahrenhinweise	Sicherheitshinweise
GHS09	Achtung	H410 Sehr giftig für Wasserorganismen, mit langfristiger Wirkung.	P273, P391, P501
GHS09	–	H411 Giftig für Wasserorganismen, mit langfristiger Wirkung.	P273, P391, P501
–	–	H412 Schädlich für Wasserorganismen, mit langfristiger Wirkung.	P273, P501
–	–	H413 Kann für Wasserorganismen schädlich sein mit langfristiger Wirkung.	P273, P501
GHS07	Achtung	H420 Schädigt die öffentliche Gesundheit und die Umwelt durch Ozonabbau in der äußeren Atmosphäre	P502

Tabelle 27: Kennzeichnungstabelle / Zuordnung der H- und P-Sätze (incl. 12. + 13. ATP)

5.4 Kindergesicherter Verschluss / tastbares Warnzeichen

Gefahren, für die kindergesicherte Verschlüsse oder tastbare Warnzeichen vorgeschrieben sind.

Kindergesicherte Verschlüsse oder tastbares Warnzeichen nach VO(EU)Nr. 1272 / 2008 (CLP-Verordnung), Anhang II, Teil 3 Besondere Vorschriften für die Verpackung

Gefahrenklasse mit Gefahrenkategorie und den zugehörigen H-Sätzen	Gefahrenpiktogramm und Signalwort	kindergesicherter Verschluss	tastbarer Warnhinweis
Akute Toxizität (Kategorien 1 bis 3) H300, H310, H330 H301, H311, H331	GHS06 Gefahr	✓	✓
Akute Toxizität (Kategorie 4) H302, H312, H332	GHS07 Achtung		✓
STOT (spezifische Zielorgan-Toxizität), einmalige Exposition (Kategorie 1) H370	GHS08 Gefahr	✓	✓
STOT einmalige Exposition (Kategorie 2) H371	GHS08 Achtung		✓
STOT wiederholte Exposition (Kategorie 1) H372	GHS08 Gefahr	✓	✓
STOT wiederholte Exposition (Kategorie 2) H373	GHS08 Achtung		✓
Ätzwirkung auf die Haut (Kategorien 1A, 1B und 1C und Kategorie 1) H314 (KiSi) H315 (TaWa)	GHS05 Gefahr (bei H314) Achtung (bei H315)	✓ bei H314	✓ bei H314 und bei H315
Sensibilisierung der Atemwege (Kategorie 1) H334	GHS08 Gefahr		✓
Aspirationsgefahr (Kategorie 1) (nicht bei Stoffen und Gemischen, die in Form von Aerosolpackungen oder in Behältern mit versiegelter Sprühvorrichtung in Verkehr gebracht werden) H304	GHS08 Gefahr	✓	✓
Keimzellmutagenität (Kategorie 2) H341	GHS08 Achtung		✓
Karzinogenität (Kategorie 2) H351	GHS08 Achtung		✓
Reproduktionstoxizität (Kategorie 2) H361	GHS08 Achtung		✓

Gefahrenklasse mit Gefahrenkategorie und den zugehörigen H-Sätzen	Gefahrenpiktogramm und Signalwort	kindergesicherter Verschluss	tastbarer Warnhinweis
Entzündbare Gase (Kategorien 1 und 2) H220 H221	GHS02 Gefahr		✓
Entzündbare Flüssigkeiten (Kategorien 1 und 2) H224 H225	GHS02 Gefahr		✓
Entzündbare Feststoffe (Kategorien 1 und 2) H228	GHS02 Gefahr (Kategorie1) Achtung (Kategorie2)		✓
≥ 3 % Methanol		✓	
≥ 1 % Dichlormethan		✓	

Tabelle 28: Kindergesicherte Verschlüsse / tastbares Warnzeichen (incl. 12. + 13. ATP)

5.5 Gefahrenkategorien, Kleinstmengenregelung

Kleinstmengenregelung: Abgabegefäße sind grundsätzlich vollständig zu kennzeichnen. Bei der Abgabe an Privatpersonen / breite Öffentlichkeit sind jedoch Erleichterungen bei der Kennzeichnung möglich, sofern die Verpackung **nicht mehr als 125 ml** enthält. Die Gefahrenhinweise und Sicherheitshinweise können gemäß folgender Tabelle bei bestimmten Gefahrenkategorien entfallen (nachzuschlagen in der CLP-Verordnung (EG) Nr. 1272 / 2008 Anhang I 1.5.2.1 Ausnahmen, Anhang I 1.5.2.1.2 Ausnahmen, Anhang I 1.5.2.1.3 Ausnahmen).

Bei den nachstehend aufgeführten Gefahrenkategorien, denen **kein Gefahrenpiktogramm und teilweise kein Signalwort zugeordnet** ist, können bei einer Verpackung bis 125 ml **nur die Sicherheitshinweise entfallen**.

Weitere Erleichterungen gibt es bei inneren Verpackungen mit einem Inhalt von höchstens 10 ml (nachzuschlagen in der CLP-Verordnung (EG) Nr. 1272 / 2008 Anhang I Punkt 1.5.2.4.).

Kennzeichnung von H- und P-Sätzen bei Kleinstmengen (nicht mehr als 125 ml)

Gefahrenkategorie	H-Sätze der Gefahrenkategorien	Piktogramm erforderlich	Signalwort erforderlich	H-Satz erforderlich	P-Satz erforderlich
Entzündbare Gase der Kategorie 2	H221	–	Achtung	ja	nein
Entzündbare Flüssigkeiten der Kategorien 2 oder 3	H225 H226	GHS02	Gefahr Achtung	nein	nein
Entzündbare Feststoffe der Kategorien 1 oder 2	H228	GHS02	Gefahr Achtung	nein	nein
Selbstzersetzliche Stoffe oder Gemische der Typen C bis F	H242	GHS02	Gefahr	nein	nein
Organische Peroxide der Typen C bis F	H242	GHS02	Achtung	nein	nein
Selbsterhitzungsfähige Stoffe oder Gemische der Kategorie 2	H252	GHS02	Achtung	nein	nein

Gefahrenkategorie	H-Sätze der Gefahrenkategorien	Piktogramm erforderlich	Signalwort erforderlich	H-Satz erforderlich	P-Satz erforderlich
Stoffe und Gemische, die in Berührung mit Wasser entzündbare Gase der Kategorie 1, 2 oder 3 entwickeln	H260 H261	GHS02	Gefahr Achtung	nein	nein
Oxidierende Gase der Kategorie 1	H270	GHS03	Gefahr	nein	nein
Oxidierende Flüssigkeiten der Kategorien 2 oder 3 Oxidierende Feststoffe der Kategorien 2 oder 3	H272	GHS03	Gefahr Achtung	nein	nein
Gase unter Druck	H280 H281	GHS04	Achtung	nein	nein
Korrosiv gegenüber Metallen	H290	–	Achtung	nein	nein
Hautreizend der Kategorie 2	H315	GHS07	Achtung	nein	nein
Augenreizend der Kategorie 2	H319	GHS07	Achtung	nein	nein
Reproduktionstoxizität – Wirkungen auf / über Laktation	H362	–	–	ja	nein
Gewässergefährdend – akut – der Kategorie 1	H400	GHS09	Achtung	nein	nein
Gewässergefährdend – chronisch – der Kategorien 1 oder 2	H410 H411	GHS09	Achtung	nein	nein
Gewässergefährdend – chronisch – der Kategorien 3 oder 4	H412 H413	–	–	ja	nein
Zusätzlich bei Stoffen oder Gemischen, die nicht an die breite Öffentlichkeit abgegeben werden = gewerblichen Abgabe:					
akute Toxizität der Kategorie 4	H302 H312 H332	GHS07	Achtung	nein	nein
spezifische Zielorgan-Toxizität – einmalige Exposition – der Kategorien 2 und 3	H335 H336 H371	GHS07 GHS08	Achtung	nein	nein
spezifische Zielorgan-Toxizität – wiederholte Exposition – der Kategorie 2	H373	GHS08	Achtung	nein	nein

Tabelle 29: Kennzeichnung von H- und P-Sätzen bei Kleinstmengen (nicht mehr als 125 ml)

5.6 Stoffe aus Anhang XVII REACH-Verordnung

Anhang XVII der REACH-Verordnung: Beschränkungen der Herstellung, des Inverkehrbringens und der Verwendung bestimmter gefährlicher Stoffe, Gemische und Erzeugnisse.

Bei Stoffen, die aufgrund von im Rahmen der Richtlinie 76 / 769 / EWG erlassenen Beschränkungen in Anhang XVII der Verordnung (EG) Nr. 1907 / 2006 aufgenommen worden sind (Einträge 1 bis 58), gelten die Beschränkungen nicht für das Lagern, Bereithalten, Behandeln, Abfüllen in Behältnisse oder Umfüllen der Stoffe von einem Behältnis in ein anderes zum Zweck der Ausfuhr, es sei denn, die Herstellung der Stoffe ist verboten.

Die Anlagen 1–11 zu einzelnen Ziffern aus dem Anhang XVII enthalten weitere Stoffnamen mit den zugehörigen Produktidentifikatoren.

Eine aktuelle vollständige Fassung des Anhangs XVII der REACH-Verordnung ist unter http://www.reach-clp-biozid-helpdesk.de/de/REACH/Zulassung-Beschraenkung/Beschraenkung/Anhang-XVII/Anhang17.html zu finden.

Spalte 1 (gekürzt) Bezeichnung des Stoffes, der Stoffgruppen oder der Gemische	Spalte 2 (gekürzt) Beschränkungsbedingungen
1. Polychlorierte Terphenyle (PCT)	Dürfen nicht in Verkehr gebracht oder verwendet werden: • als Stoffe, • in Gemischen, einschließlich Altölen, die mehr als 0,005 Gew.-% PCT enthalten.
2. Chlorethen (Vinylchlorid)	Darf für keinen Verwendungszweck als Treibgas für Aerosole verwendet werden. Aerosolpackungen, die diesen Stoff als Treibgas enthalten, dürfen nicht in Verkehr gebracht werden.
3. Flüssige Stoffe oder Gemische, die als gefährlich gelten ….	Dekorationsgegenstände, die u. a. Farbeffekte / Farbstoff in Öllampen mit H 304; Grillanzünder mit H 304
4. Tri-(2,3-Dibrompropyl)-Phosphat	
5. Benzol	u. a. Spielwaren, Ausnahme Treibstoff
6. Asbestfasern a) bis f)	
7. Tris-(aziridinyl)-phosphinoxid	
8. Polybrombiphenyle; polybromierte Biphenyle (PBB)	
9. a) Panamarindenpulver (Quillaja saponaria) und seine Saponine enthaltenden Derivate bis f)	verboten in Scherzartikeln, Niespuler und Stinkbomben
10. a) Ammoniumsulfid bis c)	
11. Flüchtige Ester der Bromessigsäure: a) bis d)	
12. 2-Naphthylamin und seine Salze	> 0,1 Gew.-%
13. Benzidin und seine Salze	> 0,1 Gew.-%
14. 4-Nitrobiphenyl	
15. 4-Aminobiphenyl, Xenylamin und seine Salze	
16. Bleicarbonate: a) und b)	
17. Bleisulfate: (a) und b)	
18. Quecksilberverbindungen	
18a. Quecksilber	
19. Arsenverbindungen	
20. Zinnorganische Verbindungen	z. B. als Biozide in Farben
21. Di-µ-oxo-di-n-butylstanniohydroxyboran, Dibutylzinnhydrogenborat	
22. Pentachlorphenol und seine Salze und Ester	
23. Cadmium und seine Verbindungen	
24. Monomethyl–tetrachlordiphenylmethan ; Handelsname: Ugilec 141	
25. Monomethyl–dichlordiphenylmethan ; Handelsname: Ugilec 121	
26. Monomethyl–dibromdiphenylmethan Brombenzylbromtoluol, Isomerengemisch; Handelsname: DBBT	
27. Nickel und seine Verbindungen	

Spalte 1 (gekürzt) Bezeichnung des Stoffes, der Stoffgruppen oder der Gemische	Spalte 2 (gekürzt) Beschränkungsbedingungen
28. krebserzeugende Stoffe der Kategorie 1A oder 1B 29. erbgutverändernde Stoffe der Kategorie 1A oder 1B 30. fortpflanzungsgefährdende Stoffe der Kategorie 1A oder 1B	Verbot der Abgabe an Privatpersonen Zusätzliche Kennzeichnung mit dem Hinweis „Nur für gewerbliche Anwender"
31. a) Kreosot; Waschöl bis i)	
32. Chloroform 34. 1,1,2-Trichlorethan 35. 1,1,2,2-Tetrachlorethan 36. 1,1,1,2-Tetrachlorethan 37. Pentachlorethan 38. 1,1-Dichlorethen	Verbot der Abgabe an Privatpersonen
40. entzündbare Gase, entzündbare Flüssigkeiten, entzündbare Feststoffe, die bei Berührung mit Wasser entzündbare Gase entwickeln …	
41. Hexachlorethan	
43. Azofarbstoffe	
45. Diphenylether-Octabromderivat	
46. a) Nonylphenol a) und b)	
46a. Nonylphenolethoxylate (NPE)	
47. Chrom-VI-Verbindungen	
48. Toluol	
49. Trichlorbenzol	
50. Polyzyklische aromatische Kohlenwasserstoffe (PAK) a) bis h)	
51. Phthalate a) bis c)	
52. Phthalate a) bis c)	
54. 2-(2-Methoxyethoxy)ethanol (DEGME)	
55. 2-(2-Butoxyethoxy)ethanol (DEGBE)	
56. Methylendiphenyl-Diisocyanat (MDI) a) bis c)	nicht zur Abgabe an die breite Öffentlichkeit in Gemischen, die diesen Stoff in einer Konzentration von ≥ 0,1 Gew.-% MDI enthalten, in Verkehr gebracht werden; es sei denn, der Lieferant gewährleistet vor dem Inverkehrbringen, dass die Verpackung ……
57. Cyclohexan	
58. Ammoniumnitrat (AN)	
59. Dichlormethan	
60. Acrylamid	
61. Dimethylfumarat (DMF)	
62. Phenylquecksilberverbindungen a) bis e)	
63. Blei und seine Verbindungen	
64. 1,4-Dichlorbenzol	
65. Anorganische Ammoniumsalze	
66. Bisphenol A	
67. Bis(pentabromphenyl)ether (Decabromdiphenylether, Deca-BDE)	
69. Methanol	… nicht in Scheibenwaschflüssigkeiten oder Scheibenfrostschutzmitteln in einer Konzentration von 0,6 Gew.-% oder mehr für die allgemeine Öffentlichkeit …
71. 1-Methyl-2-pyrrolidon (NMP)	
68. Perfluoroctansäure (PFOA)	
70. Octamethylcyclotetrasiloxan (D4)	
72. Die in Spalte 1 der Tabelle in Anlage 12 aufgeführten Stoffe	dürfen nach dem 1. November 2020 in Folgendem nicht mehr in Verkehr gebracht werden …

Tabelle 30: Stoffe aus dem Anhang XVII REACH-Verordnung (Auszug)

5.7 Synonyma und KN-Code für Grundstoffe aus dem GÜG

Das BfArM, genauer die Bundesopiumstelle, ist zuständig für die Überwachung des Inverkehrbringens von Grundstoffen, ebenso für das Erteilen von Einfuhr- und Ausfuhrgenehmigungen. Detaillierte Informationen dazu sind abrufbar unter http://www.bfarm.de/DE/Bundesopiumstelle/Grundstoffe/_node.html. Dort kann auch die Liste der Grundstoffe heruntergeladen werden (→ Downloads).

Kontakt zur Bundesopiumstelle für den Grundstoffverkehr:
Telefon: +49 (0)228 99 307-5114 oder -5104
Fax: +49 (0)228 99 307-5194
E-Mail: grundstoffe@bfarm.de

Für schriftliche Anfragen:
Bundesinstitut für Arzneimittel und Medizinprodukte
– Bundesopiumstelle –
Kurt-Georg-Kiesinger-Allee 3
53175 Bonn

ID	Stoff	Kat.	systematischer Name	CAS-Nr.	KN-Code	HS-Code	Synonyma	Bemerkungen
1	1-Phenyl-2-Propanon	1	1-Phenylpropan-2-on	103-79-7	2914 31 00	2914.31	Benzylmethylketon (BMK)	
							Methylbenzylketon (MBK)	
							Methylphenylmethylketon	
							Acetonylbenzol	
							Phenylaceton	
							b-Oxo-alpha-phenylpropan	
							P-2-P	
							A13-02938	
2	3,4-Methylendioxy-phenylpropan-2-on	1	(1,3-Benzodioxol-5-yl)propan-2-on	4676-39-5	2932 92 00	2932.92	1-(1,3-Benzodioxol-5-yl)propan-2-on	
							(3,4-Methylendioxyphenyl)aceton	
							(1,3-Benzodioxol-5-yl)aceton	
							Piperonylmethylketon (PMK)	
							Piperonylaceton	
							MDP-2P	
							3,4-MDP-2-P	
							A13-30059	
28	alpha-Phenylacetoacetonitril	1	alpha-Acetylphenylacetonitril	4468-48-8	2926 40 00	2926.90	APAAN	
							α-acetyl phenylacetonitril	
							2-acetyl-benzenacetonitril	
							2-acetyl-2-phenylacetonitril	
							alpha-aceto-alpha-cyanotoluen	
							alpha-acetyl-alpha-tolunitril	
							alpha-acetyl benzenacetonitril	
							alpha-acetyl phenylacetonitril	
							alpha-cyano-propion	
							1-cyano-1-phenylpropan-2-on	
							3-oxo-2-phenylbutannitril	
							2-phenylacetoacetonitril	
3	Ephedrin	1	(1R,2S)-2-Methylamino-1-phenylpropan-1-ol	299-42-3	2939 41 00	2939.41	L-Ephedrin	
							(−)-Ephedrin	
							(−)-erythro-a-(1-Methylaminoethyl)benzylalkohol	
							L-erythro-2-Methylamino-1-phenyl-1-propanol	
							[R-(R*,S*)]-a-[1-(Methylamino)ethylbenzylalkohol]	
							1-Phenyl-1-hydroxy-2-methylaminopropan	
							a-Hydroxy-b-methylaminopropylbenzol	

5 Tabellen und Formulare

ID	Stoff	Kat.	systematischer Name	CAS-Nr.	KN-Code	HS-Code	Synonyma	Bemerkungen
4	Ergometrin	1	N-[(S)-1-Hydroxypropan-2-yl]-6-methyl-9,10-didehydroergolin-8b-carboxamid	60-79-7	2939 61 00	2939.61	(8R)-9,10-Dihydro-N-[(S)-2-hydroxy-1-methylethyl]-6-methyl-8-ergolincarboxamid	
							(6aR,9R)-N-[(S)-1-Hydroxypropan-2-yl]-7-methyl-4,6,6a,7,8,9-hexahydroindolo[4,3-fg]chinolin-9-carboxamid	
							Ergobasin	
							Ergonovin	
							Ergotocin	
							Hydroxypropyllysergamid	
							Lysergsäurepropanolamid	
							N-[(S)-2-Hydroxy-1-methylethyl]-d-lysergamid	
5	Ergotamin	1	(5'S)-5'-Benzyl-12'hydroxy-2'-methylergotaman-3',6',18-trion	113-15-5	2939 62 00	2939.62	(6a R,9R)-N-[(2R,5S,10aS,10bS)-5-Benzyl-10b-hydroxy-2-methyl-3,6-dioxoperhydro-8H-[1,3]oxazolo[3,2-a]pyrrolo-[2,1-c]pyrazin-2-yl]-7-methyl-4,6,6a,7,8,9-hexahydroindolo-[4,3-fg]chinolin-9-carboxamid	
6	Isosafrol	1	5-(Prop-1-en1-yl)-1,3-benzodioxol	120-58-1	2932 91 00	2932.91	1-[3,4-(Methylendioxy)phenyl]propen	
							1,2-Methylendioxy-4-propenylbenzol	
7	Lysergsäure	1	6-Methyl-9,10-didehydroergolin-8b-carbonsäure	82-58-6	2939 63 00	2939.63	(6aR,9R)-7-Methyl-4,6,6a,7,8,9-hexahydroindolo[4,3-fg]chinolin-9-carbonsäure	
8	N-Acetylanthranilsäure	1	2-Acetamidobenzoesäure	89-52-1	2924 23 00	2924.23	o-Acetamidobenzoesäure	
							N-AAA	
							A13-15469	
23	Norephedrin	1	(R*,S*)-alpha-(1-amino-ethyl)benzenmethanol	14838-15-4	2939 44 00	2939.44	(RS,SR)-2-Amino-1-phenylpropan-1-ol	
							(1RS,2SR)-2-Amino-1-phenyl-1-propanol	
							Phenylpropanolamin	
							DL-erythro-alpha-(1-Aminoethyl)benzylalkohol	
							1-Phenyl-2-amino-1-propanol	
9	Piperonal	1	1,3-Benzodioxol-5-carbaldehyd	120-57-00	2932 93 00	2932.93	3,4-(Methylendioxy)benzaldehyd	
							Dioxymethylenprotocatechualdehyd	
							Heliotropin	
							Piperonylaldehyd	
							ARC1484	
10	Pseudoephedrin	1	(1S,2S)-2-Methylamino-1-phenylpropan-1-ol	90-82-4	2939 42 00	2939.42	(1S,2S)-2-Methylamino-1-phenyl-1-propanol	
							(+)-Pseudoephedrin	
							[(R*,R*)]-a-(1-Methylaminoethyl)benzylalkohol	
							(+)-Isoephedrin	
							L-threo-2-Methylamino-1-phenyl-1-propanol	
							(+)-psi-Ephedrin	
11	Safrol	1	5-Allyl-1,3-benzodioxol	94-59-7	2932 94 00	2932.94	1-Allyl-3,4-methylendioxybenzol	Vorkommen in: Sassafrasöl
							5-(2-Propenyl)-1,3-benzodioxol	
							3[3,4-(;ethylendioxy)phenyl]propen	
							Shikomol	

ID	Stoff	Kat.	systematischer Name	CAS-Nr.	KN-Code	HS-Code	Synonyma	Bemerkungen
24	(1R,2S)-(-)-Chlorephedrin	1	(1R,2S)-N-Methyl-1-chlor-1-phenylpropan-2-amin	110925-64-9	2939 99 00	2939.99	Chlorephedrin	
25	(1S,2R)-(+)-Chlorephedrin	1	(1S,2R)-N-Methyl-1-chlor-1-phenylpropan-2-amin	1384199-95-4	2939 99 00	2939.99	Chlorephedrin	
26	(1S,2S)-(+)-Chlorpseudoephedrin	1	(1S,2S)-N-Methyl-1-chlor-1-phenylpropan-2-amin	73393-61-0	2939 99 00	2939.99	Chlorpseudoephedrin	
27	(1R,2R)-(-)-Chlorpseudoephedrin	1	(1R,2R)-N-Methyl-1-chlor-1-phenylpropan-2-amin	771434-80-1	2939 99 00	2939.99	Chlorpseudoephedrin	
29	4-Anilino-N-phenethylpiperidin (ANPP)	1	N-Phenyl-1-(2-phenylethyl)piperidin-4-amin	21409-26-7	2933 39 99	2933.39		
30	N-Phenethyl-4-piperidon (NPP)	1	1-(2-Phenylethyl)piperidin-4-on	39742-60-4	2933 39 99	2933.39		
13	Essigsäureanhydrid	2(A)	Acetanhydrid	108-24-7	2915 24 00	2915.24	Acetyloxid	Unterteilung in Kategorie 2A und 2B nur in Verordnung (EG) Nr. 273/2004
12	Anthranilsäure	2(B)	2-Aminobenzoesäure	118-92-3	2922 43 00	2922.43	o-Aminobenzoesäure, Vitamin L(1), Carboxanilin, HSDB 1321, NCI-C01730, A13-02408	Unterteilung in Kategorie 2A und 2B nur in Verordnung (EG) Nr. 273/2004
20	Kaliumpermanganat	2(B)	Kaliumpermanganat	7722-64-7	2841 61 00	2841.61	Permangansäure, Kaliumsalz, Übermangansaures Kali	Unterteilung in Kategorie 2A und 2B nur in Verordnung (EG) Nr. 273/2004
14	Phenylessigsäure	2(B)	Phenylessigsäure	103-82-2	2916 34 00	2916.34	Benzolessigsäure, a-Tolylsäure	Unterteilung in Kategorie 2A und 2B nur in Verordnung (EG) Nr. 273/2004
15	Piperidin	2(B)	Piperidin	110-89-4	2933 32 00	2933.32	Hexahydropyridin, Pentamethylimin, Cyclopentimin	Unterteilung in Kategorie 2A und 2B nur in Verordnung (EG) Nr. 273/2004
16	Aceton	3	Propanon	67-64-1	2914 11 00	2914.11	2-Propanon, Dimethylketon, b-Ketopropan, Pyroessig(säure)ether	
17	Ethylether	3	Diethylether	60-29-7	2909 11 00	2909.11	Aether, Ether, Schwefelether, Solvent Ether, Ethyloxid, Ethoxyethan, Oxydiethan, 1,1'-Oxybisethan	
18	Methylethylketon	3	Butan-2-on	78-93-3	2914 12 00	2914.12	2-Butanon, 2-Oxobutan, Ethylmethylketon, Ketobutan, MEK, Methylaceton, Meetco, HSDB99, UN 1193, UN 1232	

5 Tabellen und Formulare

ID	Stoff	Kat.	systematischer Name	CAS-Nr.	KN-Code	HS-Code	Synonyma	Bemerkungen
19	Toluol	3	Toluol	108 88-3	2902 30 00	2902.30	Methylbenzol	
							Phenylmethan	
							Methacid	
							Benzylwasserstoff	
21	Schwefelsäure	3	Schwefelsäure x%	7664-93-9	2807 00 00	2807.00	Akkumulatorensäure	
							Dihydrosulfat	
							Monothionsäure	
							Vitrioloel	
							Oleum (für rauchende Schwefelsäure; enthält freies SO3)	
22	Salzsäure	3	Chlorwasserstoffsäure	7647-01-0	2806 10 00	2806.10	Hydrogenchlorid	
3	Ephedrin und seine Salze enthaltende Arzneimittel und Tierarzneimittel	4			3003 41 00 3004 41 00			gilt nur für Verordnung (EG) Nr. 111/2005
10	Pseudoephedrin und seine Salze enthaltende Arzneimittel und Tierarzneimittel	4			3003 42 00 3004 42 00			gilt nur für Verordnung (EG) Nr. 111/2005

Tabelle 31: Synonyma und KN-Code für Grundstoffe aus dem GÜG

5.8 Gefahrenklassen deutsch – englisch

Kodierungen der Gefahrenklassen und Gefahrenkategorien

Die Einstufung für die einzelnen Einträge basiert auf den Kriterien des Anhangs I gemäß Artikel 13 Buchstabe a und wird in Form von Abkürzungen dargestellt, die für die Gefahrenklasse und die Gefahrenkategorie oder Gefahrenkategorien / -unterklassen / -typen innerhalb dieser Gefahrenklasse stehen.

Die Gefahrenklassen und die für die einzelnen Gefahrenkategorien einer Klasse verwendeten Abkürzungen sind in der folgenden Tabelle angegeben.

CLP-VO (EG) Nr. 1272 / 2008 Anhang I	Gefahrenklasse – deutsch	Kodierungen der Gefahrenklassen und Gefahrenkategorien – englisch
Teil 2 2.1.	Explosive Stoffe / Gemische und Erzeugnisse mit Explosivstoff	Unst. Expl. Expl. 1.1 Expl. 1.2 Expl. 1.3 Expl. 1.4 Expl. 1.5 Expl. 1.6
Teil 2 2.2.	Entzündbare Gase (einschließlich chemisch instabile Gase)	Flam. Gas 1 A Flam. Gas 1 B Flam. Gas 2 Pyr. Gas Chem. Unst. Gas A Chem. Unst. Gas B
Teil 2 2.3.	Aerosole	Aerosol 1 Aerosol 2 Aerosol 3
Teil 2 2.4.	Oxidierende Gase	Ox. Gas 1
Teil 2 2.5.	Gase unter Druck	Press. Gas Comp. Press. Gas Liq. Press. Gas Diss. Press. Gas Ref. Liq.
Teil 2 2.6.	Entzündbare Flüssigkeiten	Flam. Liq. 1 Flam. Liq. 2 Flam. Liq. 3
Teil 2 2.7.	Entzündbare Feststoffe	Flam. Sol. 1 Flam. Sol. 2
Teil 2 2.8.	Selbstzersetzliche Stoffe oder Gemische	Self-react. A Self-react. B Self-react. CD Self-react. EF Self-react. G
Teil 2 2.9.	Pyrophore Flüssigkeiten	Pyr. Liq. 1
Teil 2 2.1.	Pyrophore Feststoffe	Pyr. Sol. 1
Teil 2 2.11.	Selbsterhitzungsfähige Stoffe oder Gemische	Self-heat. 1 Self-heat. 2
Teil 2 2.12.	Stoffe und Gemische, die in Berührung mit Wasser entzündbare Gase entwickeln	Water-react. 1 Water-react. 2 Water-react. 3
Teil 2 2.13.	Oxidierende Flüssigkeiten	Ox. Liq. 1 Ox. Liq. 2 Ox. Liq. 3

CLP-VO (EG) Nr. 1272 / 2008 Anhang I	Gefahrenklasse – deutsch	Kodierungen der Gefahrenklassen und Gefahrenkategorien – englisch
Teil 2 2.14.	Oxidierende Feststoffe	Ox. Sol. 1 Ox. Sol. 2 Ox. Sol. 3
Teil 2 2.15.	Organische Peroxide	Org. Perox. A Org. Perox. B Org. Perox. CD Org. Perox. EF Org. Perox. G
Teil 2 2.16.	Korrosiv gegenüber Metallen	Met. Corr. 1
Teil 2 2.17.	Desensibilisierte explosive Stoffe / Gemische	Desen. Expl. 1 Desen. Expl. 2 Desen. Expl. 3 Desen. Expl. 4
Teil 3 3.1.	Akute Toxizität (oral, dermal, inhalativ)	Acute Tox. 1 Acute Tox. 2 Acute Tox. 3 Acute Tox. 4
Teil 3 3.2.	Ätzwirkung auf die Haut / Hautreizung	Skin Corr. 1 Skin Corr. 1A Skin Corr. 1B Skin Corr. 1C Skin Irrit. 2
Teil 3 3.3.	Schwere Augenschädigung / Augenreizung;	Eye Dam. 1 Eye Irrit. 2
Teil 3 3.4.	Sensibilisierung der Atemwege / Haut	Resp. Sens. 1, 1A, 1B Skin Sens. 1, 1A, 1B
Teil 3 3.5.	Keimzell-Mutagenität	Muta. 1A Muta. 1B Muta. 2
Teil 3 3.6.	Karzinogenität	Carc. 1A Carc. 1B Carc. 2
Teil 3 3.7.	Reproduktionstoxizität	Repr. 1A Repr. 1B Repr. 2 Lact.
Teil 3 3.8.	Spezifische Zielorgan-Toxizität (einmalige Exposition)	STOT SE 1 STOT SE 2 STOT SE 3
Teil 3 3.9.	Spezifische Zielorgan-Toxizität (wiederholte Exposition)	STOT RE 1 STOT RE 2
Teil 3 3.10.	Aspirationsgefahr	Asp. Tox. 1
Teil 4 4.1.	Gewässergefährdend	Aquatic Acute 1 Aquatic Chronic 1 Aquatic Chronic 2 Aquatic Chronic 3 Aquatic Chronic 4
Teil 5 5.1.	Schädigt die Ozonschicht	Ozone 1

Tabelle 32: Kodierungen der Gefahrenklassen und Gefahrenkategorien in Deutsch und Englisch

5.9 Adressen der Landeskriminalämter

(für verdächtige Transaktionen bei Explosivstoffen)

Bei Verdacht informieren Sie bitte Ihr zuständiges Landeskriminalamt!

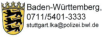 Baden-Württemberg, 0711/5401-3333
stuttgart.lka@polizei.bwl.de

 Bayern, 089/1212-0
bka@polizei.bayern.de

 Berlin, 030/4664-950130
lka5fuedsteuerung@polizei.berlin.de

 Brandenburg, 03334/388-0
monitoring.lka@polizei.brandenburg.de

 Bremen, 0421/362-3888
K31-KVD@polizei.bremen.de

 Hamburg, 040/4286-72610
lkahh26.kkvd@polizei.hamburg.de

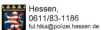 Hessen, 0611/83-1186
ful.hlka@polizei.hessen.de

 Mecklenburg–Vorpommern, 03866/64-9003
lka@polmv.de

 Niedersachsen, 0511/26262-0
liz@lka.polizei.niedersachsen.de

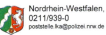 Nordrhein-Westfalen, 0211/939-0
poststelle.lka@polizei.nrw.de

 Rheinland-Pfalz, 06131/65-2350
lka.21.ldd@polizei.rlp.de

 Saarland, 0681/962-2133
lpp212@polizei.slpol.de

 Sachsen, 0351/855-0
lka@polizei.sachsen.de

 Sachsen-Anhalt, 0391/250-0
lka@polizei.sachsen-anhalt.de

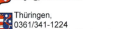 Schleswig-Holstein, 0431/160-0
lob.glfz@polizei.landsh.de

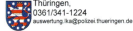 Thüringen, 0361/341-1224
auswertung.lka@polizei.thueringen.de

**oder jede andere Polizeidienststelle.
Im Notfall wählen Sie bitte sofort die 110 !**

Erstellt durch: Bundeskriminalamt, SO23, 65173 Wiesbaden   Stand: Juni 2017

Vorsicht
beim Verkauf von Chemikalien, die für die illegale Herstellung von Sprengstoff verwendet werden können!

Verdächtige Transaktionen, erhebliches Abhandenkommen und Diebstähle von Stoffen und Gemischen, die die nachstehenden Chemikalien* enthalten, sind der Polizei nach der Verordnung (EU) Nr. 98/2013** zu melden.

Chemikalie:	Wird verwendet als:
Wasserstoffperoxid	Desinfektionsmittel, Bleichmittel
Nitromethan	Treibstoff für Modellmotoren
Salpetersäure	Ätzmittel, Metallbehandlung
Natriumchlorat, Kaliumchlorat, Natriumperchlorat, Kaliumperchlorat	Bleichmittel, Sauerstofferzeuger
Ammoniumnitrat***	Düngemittel, Kühlkompressen
Aceton	Lackentferner, Lösungsmittel
Hexamin	Brennstofftabletten
Schwefelsäure	Abflussreiniger, Batteriesäure
Kaliumnitrat, Natriumnitrat, Calciumnitrat	Düngemittel, Nitratpökelsalz
Calcium-Ammoniumnitrat (Doppelsalz)	Düngemittel
Magnesiumnitrathexahydrat	Düngemittel
Aluminiumpulver****, Magnesiumpulver****	Farbpulver, Farbpaste

Bitte melden Sie freiwillig auch zu Fällen mit **Kaliumpermanganat**.
*Bei Konzentrationen über 1% und weniger als fünf Bestandteilen in einer Stoffmischung.
**Zu Einzelheiten verweisen wir auf die Verordnung selbst: http://eur-lex.europa.eu
***Bei einer Stickstoffkonzentration (N) von 16 Gew.-% oder mehr im Verhältnis zum Ammoniumnitrat
****Partikelgrösse unter 200μm und mindestens 70% Anteil bei Gemischen

---

Verdachtskriterien

1. **Auftreten des Kunden:**
   - Nervöser Eindruck, unsicheres Auftreten
   - Gibt ausweichende Antworten auf Nachfragen
2. **Identität des Kunden:**
   - Kunde zögert ggf. sich auszuweisen und Personalien mit Anschrift und Telefonnummer anzugeben oder eine schriftliche Bestellung aufzugeben (Bitte beachten: Es besteht keine Verpflichtung des Kunden, sich auszuweisen)
   - Erreichbarkeit des Kunden nur über Mobiltelefon
   - die Bestellung geht von einer unbekannten Firma aus
3. **Geschäftspraktiken:**
   - Als Lieferanschrift oder Absender der Bestellung ist eine Privatadresse oder ein Postfach angegeben
   - Bestellungen ergehen in unregelmäßigen, nicht nachvollziehbaren Abständen und / oder für nicht plausible Mengen
   - Anonymisierter Zahlungsverkehr: Zahlung erfolgt in bar, durch Postanweisung, durch Bankscheck, Vorauskasse
   - Bestellungen von Universitäten oder bekannten Firmen zu den üblichen Konditionen sollen an eine Privatperson geliefert werden
   - Es wird ein überhöhter Preis für ein bestimmtes Erzeugnis oder für eine schnelle Lieferung geboten
   - Ohne erkennbaren Grund veränderte Bestellpraxis
4. **Liefermethoden:**
   - Verdächtige Übergabemodalitäten (z.B. Übergabe an Parkplatz oder Bahnhof)
   - Liefer- und Beförderungskosten übersteigen Warenwert
5. **Verwendung der Erzeugnisse:**
   - Kunde verweigert konkrete Angaben zur Verwendung
   - Erscheint mit der beabsichtigten Verwendung des Produktes nicht vertraut
   - Angegebener Verwendungszweck ist nicht plausibel Bestellungen oder Käufe von Firmen ohne offensichtlichen Bedarf an den betreffenden Erzeugnissen

---

Handlungsempfehlungen

- Setzen Sie sich keiner Gefahr aus!
- Verweigern Sie im Zweifelsfall den Verkauf.*
- Beachten Sie die gesetzlichen Abgabevorschriften (Plausibilitätsprüfung / Personalien / Erreichbarkeiten).
- Zulässige Überwachungskameras in Betrieb halten.
- Informieren Sie unverzüglich die Polizei!

Was ist zu melden?

- Genaue Angaben zum Ankaufversuch (Ort, Zeit, Chemikalie, Menge, Angaben des Kunden)
- Personalien und Beschreibung des Kunden:
  - Größe, Körperbau, Frisur und Haarfarbe, Gesichtsbehaarung, scheinbares Alter
  - Tätowierungen, Piercings, Narben, Brille und / oder andere Unterscheidungsmerkmale
- Angaben zum Kundenfahrzeug (Kennzeichen / Typ / Farbe)

Bewahren Sie alle Quittungen, personenbezogene Angaben und Aufzeichnungen von Videoüberwachungssystemen sorgfältig auf. Dokumente, die der Kunde angefasst hat, sind aufgrund der Fingerabdrücke und DNA-Spuren aufzubewahren. Die Meldung hat ohne unangemessene Verzögerungen zu erfolgen, auch wenn die Transaktion abgelehnt wurde.

* Gemäß Artikel 9 Abs. 3 der Verordnung (EU) Nr. 98/2013 stets zulässig!

Abdruck mit freundlicher Genehmigung © Bundeskriminalamt Wiesbaden

5.10 Empfangsschein eines Gefahrstoffs für die Abgabe eines dokumentationspflichtigen Stoffes

Die Dokumentation einer Abgabe eines Gefahrstoffes erfolgt grundsätzlich im Abgabebuch. Der Empfang des Stoffes / Gemisches kann zusätzlich auch auf einem gesonderten Empfangsschein vom Erwerber durch Unterschrift bestätigt werden. Der Empfangsschein muss die Angaben nach Abgabebuch enthalten. Das Abgabebuch und die Empfangsscheine sind fünf Jahre aufzubewahren.

Empfangsschein eines Gefahrstoffs

Name und Anschrift des Erwerbers: _____

_____

☐ Die Person ist persönlich bekannt.
☐ Die Person hat sich ausgewiesen durch Personalausweis Nr. _____
☐ Der Erwerber ist 18 Jahre alt.

Und ggf. Name und Anschrift der abholenden Person: _____

_____

☐ Die abholende Person ist persönlich bekannt.
☐ Die abholende Person hat sich ausgewiesen durch Personalausweis Nr. _____
☐ Die abholende Person ist 18 Jahre alt.
☐ Eine Auftragsbestätigung mit Verwendungszweck und Angabe zur Identität des Erwerbers liegt vor.

Bezeichnung des Stoffes / Gemisches (mit Konzentrationsangaben)

_____

Menge: _____ , Verwendungszweck: _____.

Der Gefahrstoff wird ausschließlich in erlaubter Weise verwendet.

Die Verwendung erfolgt zu

☐ privaten Zwecken,   ☐ beruflichen / gewerblichen Zwecken.

Bei der Abgabe an öffentliche Forschungs- Untersuchungs- und Lehranstalten:
Abgabe zu   ☐ Forschungs-   ☐ Analyse- oder   ☐ Lehrzwecken.

☐ Ein Sicherheitsdatenblatt wurde ausgehändigt (bei beruflich / gewerblicher Zweckbestimmung).
Die Abgabe erfolgte in Verbindung mit der Information über die mit der Verwendung des Stoffes oder des Gemisches verbundenen Gefahren, die notwendigen Vorsichtsmaßnahmen beim bestimmungsgemäßen Gebrauch und für den Fall des unvorhergesehenen Verschüttens oder Freisetzens sowie die ordnungsgemäße Entsorgung.

Name, Anschrift, der Apotheke: _____

Datum der Abgabe: _____   Name des Abgebenden: _____

Unterschrift des Erwerbers / des Abholenden: _____

Der Empfangsschein ist zusammen mit den Eintragungen im Abgabebuch 5 Jahre aufzubewahren.

5.11 Kundenerklärung / Endverbleibserklärung für Grundstoffe (Doku / EVE)

Bei der Abgabe von Grundstoffen aus der **Kategorie 1 bzw. 2A / B** (nur bei Schwellenwertüberschreitung), siehe Punkt 4c) ist eine Kundenerklärung (Endverbleibserklärung, EVE) nach Anhang III der Verordnung (EG) Nr. 273 / 2004 betreffend Drogenausgangsstoffe (GÜG), auszustellen. Das Genehmigung- / Erlaubnis- / Registrierungskennzeichen ist anzugeben. Eine Kopie der Kundenerklärung mit Stempel und Datum ist als Transportpapier für den Kunden auszustellen.

Die Kundenerklärung (Endverbleibserklärung = EVE) ist nach den Bestimmungen des GÜG **3 Jahre** aufzubewahren; es ist zu empfehlen, diese analog der anderen Dokumentation 5 Jahre aufzubewahren.

Muster einer Erklärung für einmalige Vorgänge (Kategorie 1 oder 2):

ERKLÄRUNG DES KUNDEN ÜBER DEN (DIE) GENAUEN VERWENDUNGSZWECKE(E)
DES ERFASSTEN STOFFES DER KATEGORIE 1 ODER 2

(einmaliger Vorgang)

Ich / Wir,
Name: _____

Anschrift: _____
_____

Genehmigungs- / Erlaubnis- / Registrierungskennzeichen: _____
(Nichtzutreffendes streichen)
ausgestellt am _____ von _____
(Name und Anschrift der Behörde)
_____

und unbefristet gültig / gültig bis _____
(Nichtzutreffendes streichen)
habe(n) bei
Name: _____

Anschrift: _____
_____

den folgenden Stoff bestellt:

Stoffbezeichnung: _____
_____

KN-Code: _____ Menge: _____

Der Stoff wird ausschließlich verwendet für _____
_____

Ich / Wir bestätigen, dass der vorstehend genannt Stoff nur unter der Bedingung weiterverkauft oder anderweitig an einen anderen Kunden geliefert wird, dass dieser eine diesem Muster entsprechende Erklärung über den Verwendungszweck oder für Stoffe der Kategorie 2 eine Erklärung über mehrmalige Vorgänge abgibt.

Unterschrift: _____ Name: _____
(in Blockschrift)
Stellung im Unternehmen: _____ Datum: _____

Muster einer Erklärung für mehrmalige Vorgänge (Kategorie 2):

ERKLÄRUNG DES KUNDEN ÜBER DEN (DIE) GENAUEN VERWENDUNGSZWECKE(E)
DES ERFASSTEN STOFFES DER KATEGORIE 2

(mehrmaliger Vorgang)

Ich / Wir,
Name: _____

Anschrift: _____

_____

Registrierungskennzeichen: _____

ausgestellt am _____ von _____
(Name und Anschrift der Behörde)
_____

und unbefristet gültig / gültig bis _____
(Nichtzutreffendes streichen)
beabsichtige(n) bei
Name: _____

Anschrift: _____

_____

den folgenden Stoff zu bestellen:

Stoffbezeichnung: _____

_____

KN-Code: _____ Menge: _____

Der Stoff wird ausschließlich verwendet für _____

_____

und stellt eine Menge das, die gewöhnlich als Vorrat für _____ Monate angesehen wird.
(maximal 12 Monate)

Ich / Wir bestätige(n), dass der vorstehend genannt Stoff nur unter der Bedingung weiterverkauft oder anderweitig an einen anderen Kunden geliefert wird, dass dieser eine ähnliche Erklärung über den Verwendungszweck oder eine Erklärung über einmalige Vorgänge abgibt.

Unterschrift: _____ Name: _____
(in Blockschrift)
Stellung im Unternehmen: _____ Datum: _____

5.12 Liste der Prüfmittel

Prüfmittel

Die Auflistung zeigt die in der Apothekenbetriebsordnung (ApBetrO) vom 2.12.2008 in der Anlage 1 vorgeschriebenen Prüfmittel. Zwar ist die Anlage mit Inkrafttreten der ApBetrO vom 5. Juni 2012 entfallen. Dennoch sind die Stoffe meist in Apotheken vorhanden, da sie bis zu diesem Zeitpunkt rechtlich verbindlich vorgeschrieben waren.

Auch nach den neuen Rechtsbestimmungen besteht die Verpflichtung, Ausgangsstoffe zu prüfen. Es gilt weiterhin, dass bei Stoffen / Gemischen, die mit einem ordnungsgemäßen Prüfzertifikat geliefert werden, zumindest die Identität in der Apotheke festzustellen ist (§ 11 ApBetrO). Die folgende Liste dient der Übersicht, welche der Prüfmittel als Gefahrstoffe einzuordnen sind und welche nicht.

Prüfmittel nach ApBetrO vom 2.12.2008 (* keine Gefahrstoffe)

Acetanhydrid	50 ml
Aceton	500 ml
Aescin	0,2 g
Aloin*	0,2 g
Ameisensäure, wasserfreie	50 ml
Aminoazobenzol	1 g
4-Aminophenol	5 g
Ammoniaklösung, konzentrierte	50 ml
Ammoniumacetat*	30 g
Ammoniumcarbonat	35 g
Ammoniumchlorid	25 g
Ammoniumeisen(II)-sulfat*	50 g
Ammoniumeisen(III)-sulfat*	50 g
Ammoniummolybdat*	10 g
Ammoniumoxalat	40 g
Ammoniumsulfat*	50 g
Ammoniumthiocyanat	30 g
Ammoniumvanadat	10 g
Anethol	5 g
Anisaldehyd (4-Methoxybenzaldehyd)	25 ml
Arbutin*	1 g
Arsen(III)-oxid (Urtitersubstanz)	10 g
Atropinsulfat	1 g
Bariumchlorid	50 g
Bariumhydroxid	50 g
Benzoylchlorid	50 ml
Benzylbenzoat	5 g
Benzylcinnamat	5 g
Bismutumnitrat basisches	20 g
Blei(II)-acetat	50 g
Blei(II)-nitrat	25 g
Blei(IV)-oxid	20 g
Borneol	1 g
Bornylacetat*	5 ml
Borsäure	25 g
Brenzcatechin	5 g
Bromkresolgrün*	1 g
Bromkresolpurpur*	1 g
Bromphenolblau*	1 g
Bromthymolblau*	1 g
1-Butanol	500 ml
Butylacetat	50 ml
Calciumcarbonat*	20 g
Calciumchlorid	50 g
Calciumhydroxid	25 g
Calciumsulfat-Hemihydrat*	30 g
Carvon	5 ml
Chininhydrochlorid	1 g
Chloracetanilid	2 g
Chloralhydrat	25 g
Chloramin-T	25 g
Chloroform	500 ml
Chlorogensäure	0,1 g
Chromotrop 2B*	1 g
Chromotropsäure*	3 g
Cineol (Eucalyptol)	5 ml
Citral	5 ml
Citronensäure	50 g
Cobalt(II)-chlorid	10 g
Cobalt(II)-nitrat	10 g
Coffein	1 g
Cresolrot	1 g
Cyclohexan	500 ml
Dibutylphthalat	50 ml
2,6-Dichlorchinonchlorimid	3 g
1,2-Dichlorethan	100 ml
Dichlormethan	500 ml
Diethanolamin	10 ml
Diethylamin	40 g
4-Dimethylaminobenzaldehyd	10 g
Dimethylgelb (4-Dimethylaminoazobenzol)	10 g
Dinitrobenzol	20 g
3,5-Dinitrobenzoylchlorid	10 g
2,4-Dinitrophenylhydrazin	10 g
Diphenylamin	10 g
Diphenylboryloxyethylamin	1 g
Diphenylcarbazid*	1 g
Diphenylcarbazon*	1 g
Dithizon	1 g
Echtblausalz B	1 g
Eisen(III)-chlorid	40 g

Eisen(II)-sulfat	50 g
Emetindihydrochlorid	0,1 g
Emodin	0,1 g
Eriochromschwarz T	25 g
Essigsäure 30 %	500 ml
Essigsäure, wasserfreie	100 ml
Ethanol, wasserfreies	50 ml
Ethanol 96 % (ml / ml)	500 ml
Ether (Diethylether)	500 ml
Ethoxychrysoidinhydrochlorid*	1 g
Ethylacetat	50 ml
Ethylenglycol	50 ml
Ethylmethylketon	50 ml
Eugenol	5 g
Fluorescein-Natrium	3 g
Formaldehydlösung	50 ml
Formamid	100 ml
Furfural	10 ml
Gallussäure	1 g
Glycerol, wasserfreies*	100 ml
Glycerol 85 %*	50 ml
Glycyrrhetinsäure*	0,5 g
Glyoxalbishydroxyanil*	1 g
Guajatinktur (Guajakharz z. Herstellung)	10 g
Guajazulen	5 g
Heptan	100 ml
Hexan	100 ml
Hydroxylaminhydrochlorid	20 g
Hyperosid	10 mg
Indophenolblau	0,1 g
Isoamylalkohol	50 ml
Isobutylmethylketon	50 ml
Isopropylalkohol	500 ml
Jod	50 g
Kaffeesäure (3,4-Dihydroxyzimtsäure)	1 g
Kaliumbromat	50 g
Kaliumbromid	50 g
Kaliumcarbonat	50 g
Kaliumchlorid	50 g
Kaliumchromat	50 g
Kaliumdichromat	50 g
Kaliumdihydrogenphosphat*	50 g
Kaliumhexacyanoferrat(II)	50 g
Kaliumhexacyanoferrat(III)*	50 g
Kaliumhydrogenphthalat	50 g
Kaliumhydrogensulfat	50 g
Kaliumhydroxid	50 g
Kaliumjodat	25 g
Kaliumjodid-Stärkepapier*	1 Pckg.

Kaliumjodid*	50 g
Kaliumnatriumtartrat*	50 g
Kaliumnitrat	50 g
Kaliumpermanganat	50 g
Kaliumsulfat	60 g
Kaliumthiocyanat	50 g
Kationenaustauscher, stark sauer	50 ml
Kieselgur	50 g
Kongorot	1 g
Kristallviolett	2 g
Kupfer*	25 g
Kupfer(II)-nitrat	10 g
Kupfer(II)-sulfat	50 g
Lackmuspapier, blaues*	1 Pckg.
Lackmuspapier, rotes*	1 Pckg.
Lanthannitrat	5 g
Linalool (3,7-Dimethyl-1,6-octadien-3-ol)	5 ml
Linalylacetat (1,5-Dimethyl-1-vinyl-4-hexenylacetat)	5 ml
Macrogol 400*	50 ml
Magnesiumoxid*	10 g
Magnesiumpulver	10 g
Magnesiumsulfat*	50 g
Mangan(II)-sulfat	25 g
Mannitol (D(-)Mannit)*	15 g
Menthol	5 g
Menthylacetat	5 ml
Metanilgelb	10 g
Methanol	500 ml
Methenamin (Hexamethylentetramin)	30 g
Methoxyphenylessigsäure	1 g
Methylenbisdimethylanilin	10 g
Methylenblau	10 g
Methyl-4-hydroxybenzoat	5 g
Methylorange	10 g
Methylrot*	1 g
Molybdatophosphorsäure	10 g
2-Naphthol	20 g
Naphtholbenzein*	2 g
Naphthylethylendiamindihydrochlorid	3 g
Natriumacetat*	50 g
Natriumbismutat*	5 g
Natriumcarbonat	40 g
Natriumcarbonat (Urtitersubstanz)	20 g
Natriumchlorid*	500 g
Natriumdiethyldithiocarbamat	1 g
Natriumdisulfit	50 g
Natriumdodecylsulfat	20 g
Natriumedetat*	25 g

Natriumfluorid	10 g
Natriumhexanitrocobaltat(III)	10 g
Natriumhydrogencarbonat*	50 g
Natriumhydroxid	50 g
Natriumhypophosphit*	50 g
Natriumjodid*	25 g
Natriummonohydrogenphosphat*	40 g
Natriumnitrit	40 g
Natriumpentacyanonitrosylferrat(II)	25 g
Natriumperjodat	10 g
Natriumsulfat, wasserfreies*	50 g
Natriumsulfid	40 g
Natriumsulfit*	40 g
Natriumtetraborat	40 g
Natriumtetraphenylborat	1 g
Natriumthiosulfat*	50 g
Ninhydrin	10 g
3-Nitrobenzaldehyd*	5 g
Nitrobenzol	50 ml
Nitrobenzoylchlorid	10 g
0,01 M Osmium(VIII)-oxid-Lsg. i. 0,1 N H_2SO_4 oder Osmium(VIII)-oxid	20 ml
Oxalsäure	40 g
Paracetamol (4-Hydroxyacetanilid)	25 g
Paraffin, dickflüssiges*	50 ml
Petrolether	500 ml
Phenanthrolinhydrochlorid	1 g
Phenazon	10 g
Phenolphthalein	20 g
Phenolrot*	1 g
Phloroglucin	7 g
Phosphor(V)-oxid	40 g
Phosphorsäure konzentrierte	50 ml
Pikrinsäure	40 g
Piperidin	50 ml
Polysorbat 80*	20 ml
1-Propanol	500 ml
Propyl-4-hydroxybenzoat	5 g
Pyridin	50 ml
Quecksilber(II)-acetat	25 g
Quecksilber(II)-iodid (rot)	10 g
Resorcin	25 g
Rhaponticin*	0,1 g
Rhein*	20 mg
Rutosid (Rutin)*	1 g
Salicylsäure	25 g
Salpetersäure, konzentrierte	50 ml
Salzsäure, konzentrierte	50 ml
Saponin	1 g
Schwefelsäure, konzentrierte	50 ml
Scopolaminhydrobromid	0,5 g
Scopoletin	0,1 g
Silbernitrat	10 g
Stärke, lösliche*	10 g
Sudanrot G*	1 g
Sulfaminsäure	20 g
Sulfanilamid*	1 g
Sulfanilsäure	25 g
Tannin*	10 g
Tetramethylammoniumhydroxid-Lösung	50 ml
Thioacetamid	25 g
Thioglycolsäure	50 ml
Thioharnstoff	25 g
Thujon	5 ml
Thymol	5 g
Thymolblau*	1 g
Thymolphthalein*	1 g
Titangelb*	3 g
Toluol	500 ml
Tragant gepulvert*	15 g
Trichloressigsäure	25 g
Triethanolamin	50 ml
Triphenyltetrazoliumchlorid	5 g
Vanillin*	25 g
Weinsäure	50 g
Xanthydrol*	0,5 g
Xylenolorange*	2 g
Xylol	500 ml
Zink*	25 g
Zink (Urtitersubstanz)*	50 g
Zinkstaub	100 g

Maßlösungen

0,1 N Ammoniumthiocyanat-Lösung*	
0,1 N Jod-Lösung*	
0,1 N Kaliumbromat-Lösung	
0,1 N Kaliumpermanganat-Lösung	
0,1 M Natriumedetat-Lösung*	
1 N Natriumhydroxid-Lösung	
0,1 N Natriumhydroxid-Lösung*	
0,1 N Natriumthiosulfat-Lösung*	
0,1 N Perchlorsäure	
1 N Salzsäure*	
0,1 N Salzsäure*	
1 N Schwefelsäure*	
0,1 N Silbernitrat-Lösung	
0,1 M Zinksulfat-Lösung	

* keine Gefahrstoffe

5.13 Rechtsgrundlagen

Übersicht der herangezogenen Rechtsgrundlagen mit Stand:

EU Recht
CLP Verordnung
Verordnung (EG) Nr. 1272 / 2008 des Europäischen Parlaments und des Rates vom 16. Dezember 2008 über die Einstufung, Kennzeichnung und Verpackung von Stoffen und Gemischen, zur Änderung und Aufhebung der Richtlinien 67 / 548 / EWG und 1999 / 45 / EG und zur Änderung der Verordnung (EG) Nr. 1907 / 2006, in der Fassung der 12. + 13. ATP (Anpassung an den technischen und wissenschaftlichen Fortschritt)

REACH Verordnung
Verordnung (EG) Nr. 1907 / 2006 des Europäischen Parlaments und des Rates vom 18. Dezember 2006 zur Registrierung, Bewertung, Zulassung und Beschränkung chemischer Stoffe (REACH), zur Schaffung einer Europäischen Chemikalienagentur, zur Änderung der Richtlinie 1999 / 45 / EG und zur Aufhebung der Verordnung (EWG) Nr. 793 / 93 des Rates, der Verordnung (EG) Nr. 1488 / 94 der Kommission, der Richtlinie 76 / 769 / EWG des Rates sowie der Richtlinien 91 / 155 / EWG, 93 / 67 / EWG, 93 / 105 / EG und 2000 / 21 / EG der Kommission

Grundstoffüberwachungsgesetz – GÜG
Gesetz zur Überwachung des Verkehrs mit Grundstoffen, die für die unerlaubte Herstellung von Betäubungsmitteln missbraucht werden können Grundstoffüberwachungsgesetz vom 11. März 2008 (BGBl. I S. 306), geändert durch Artikel 5 des Gesetzes vom 6. März 2017 (BGBl. I S. 403) erfasste Stoffe, siehe u. a. Verordnung (EG) Nr. 273 / 2004, Änderungsverordnung (EU) Nr. 1258 / 2013, Verordnung (EG) Nr. 111 / 2005, Änderungsverordnung (EU) Nr. 1259 / 2013.

Ausgangsstoffe für Explosivstoffe
Verordnung (EU) Nr. 98 / 2013 des Europäischen Parlaments und des Rates vom 15. Januar 2013 über die Vermarktung und Verwendung von Ausgangsstoffen für Explosivstoffe, ergänzt u. a. durch Delegierte Verordnung (EU) 2017 / 214, 2017 / 215 und 2017 / 216 der Kommission vom 1. März 2017

Die aktuellen Änderungen werden auf der Seite der Bundesanstalt für Arbeitsschutz und Arbeitsmedizin (BAUA) angezeigt, siehe REACH-CLP-BIOZID-Helpdesk, Rechtstexte

Nationales Recht
Chemikaliengesetz – ChemG
Chemikaliengesetz in der Fassung der Bekanntmachung vom 28. August 2013 (BGBl. I S. 3498, 3991), zuletzt geändert durch Artikel 4 Absatz 97 des Gesetzes vom 18. Juli 2016 (BGBl. I S. 1666)

Gefahrstoffverordnung – GefStoffV
Verordnung zum Schutz vor Gefahrstoffen vom 26. November 2010 (BGBl. I S 1643), geändert durch Artikel 2 des Gesetzes vom 28. Juli 2011 (BGBl. I S 1622), durch Artikel 2 der Verordnung vom 24. April 2013 (BGBl. I S 944), durch Artikel 2 der Verordnung vom 15. Juli 2013 (BGBl. I S 2514), durch Artikel 2 der Verordnung vom 03. Februar 2015 (BGBl. I S 49) und durch Artikel 1 der Verordnung vom 15. November 2016 (BGBl. I S 2549)

Chemikalien-Verbotsverordnung – ChemVerbotsV
Verordnung zur Neuregelung nationaler Vorschriften über das Inverkehrbringen und die Abgabe von Chemikalien (Chemikalien-Verbotsverordnung) vom 20. Januar 2017 (BGBl. I S. 94; 2018 I S. 1389), geändert durch Artikel 5 des Gesetzes vom 18. Juli 2017 (BG Bl. I S. 2774)
Ersetzt von 8053-6-20 v. 14.10.1993/1720 (ChemVerbots V)

Apothekenbetriebsordnung – ApBetrO
Verordnung über den Betrieb von Apotheken (Apothekenbetriebsordnung) in der Fassung der Bekanntmachung vom 26. September 1995 (BGBl. I S. 1195), geändert durch Artikel 8 des Gesetzes vom 20. Dezember 2016 (BGBl. I S. 3048)

Technische Regel für Gefahrstoffe – TRGS 201
Einstufung und Kennzeichnung bei Tätigkeiten mit Gefahrstoffen (TRGS 201)
   Ausgabe: Februar 2017 GMBl S. 218–228 (vom 06.04.2017 [Nr. 12])

Technische Regeln für Gefahrstoffe – TRGS 510
Lagerung von Gefahrstoffen in ortsbeweglichen Behältern
   Ausgabe: Januar 2013 GMBl 2013 S. 446–475 [Nr. 22] vom 15.05.2013, zuletzt berichtigt: GMBl 2015 S. 1320 [Nr. 66] vom 30.11.2015

Technische Regel für Gefahrstoffe – TRGS 905
Verzeichnis krebserzeugender, keimzellmutagener oder reproduktionstoxischer Stoffe (TRGS 905)
   Ausgabe: März 2016 GMBl 2016 S. 378-390 [Nr. 19] vom 03.05.2016, zuletzt geändert und ergänzt: GMBl 2017 S. 372 [Nr. 20] vom 08.06.2017.

6 Häufig gestellte Fragen

Welche Gefahrenpiktogramme sind auf dem Etikett anzugeben?

Siehe Kapitel 1, Tabelle 1 „Apothekenübliche Gefahrstoffe", Spalte 3:

Das Kennzeichnungsetikett enthält das / die relevanten Gefahrenpiktogramm(e) (nach Kapitel 1 Apothekenübliche Gefahrstoffe) zur Vermittlung einer bestimmten Information über die betreffende Gefahr.

Die Gefahrenpiktogramme ergeben sich aus den, dem Stoff zugeordneten Gefahrenklassen und Gefahrenkategorien gemäß Artikel 19 CLP-Verordnung in Verbindung mit Anhang I. Stoffe, die harmonisiert eingestuft sind, werden in Anhang VI CLP-Verordnung in englischer Sprache aufgeführt. Zur ordnungsgemäßen Kennzeichnung siehe Kapitel 2 und Kapitel 4.

H-Sätze, Gefahrenhinweise. Kann der Text der Gefahrenhinweise verändert werden?

Siehe Kapitel 1, Tabelle 1 „Apothekenübliche Gefahrstoffe", Spalte 5:

Nein, die Gefahrenhinweise sind standardisiert vorgegeben. Die Gefahrenhinweise lauten wie in der CLP-Verordnung, Anhang III vorgegeben. (Artikel 21 Abs. 4 CLP-Verordnung in Verbindung mit Anhang III)

P-Sätze, Sicherheitshinweise. Können die P-Sätze frei formuliert oder textlich abgewandelt werden?

Siehe Kapitel 1, Tabelle 1 „Apothekenübliche Gefahrstoffe", Spalte 8:

Nein, die Sicherheitshinweise sind standardisiert vorgegeben. Die Sicherheitshinweise lauten wie in der CLP-Verordnung, Anhang IV Teil 2 vorgegeben. (Artikel 22 Abs. 4 CLP-Verordnung in Verbindung mit Anhang IV).

Auf dem Kennzeichnungsetikett erscheinen in der Regel nicht mehr als sechs Sicherheitshinweise, es sei denn, die Art und die Schwere der Gefahren machen eine größere Anzahl erforderlich. (Artikel 28 CLP-Verordnung)

Was bedeutet „Kennzeichnung nach CLP"?

Siehe Kapitel 1, Tabelle 1 „Apothekenübliche Gefahrstoffe", Spalte 6:

Die CLP-Verordnung (EG Verordnung 1272 / 2008, CLP-Verordnung, 12. + 13. ATP-Änderung und Anpassungen an den technischen Fortschritt) Anhang VI enthält eine Liste mit Stoffen, die in Europa legal eingestuft sind. Diese Einstufung ist rechtsverbindlich. Die Liste liegt nur in englischer Fassung vor; eine Suche über die EG- oder CAS-Nummer ist gut möglich, ansonsten muss der chemische Stoff erst in ins Englische übersetzt werden.

In welchem Fall erfolgte die Kennzeichnung in Tabelle 1: Apothekenüblichen Gefahrstoffe (Spalte 6) nach Sicherheitsdatenblatt?

Waren Stoffe / Gemische weder in der CLP-Verordnung, Anhang VI noch im ECHA-Verzeichnis (C&L Inventory) aufgeführt, so wurden die Sicherheitsdatenblätter der Hersteller / Inverkehrbringer zur Kennzeichnung heran gezogen. Die Verantwortung für die Sicherheitsdatenblätter liegt beim Hersteller / Inverkehrbringer.

Was bedeutet „Kennzeichnung nach ECHA"?

Siehe Kapitel 1, Tabelle 1 „Apothekenübliche Gefahrstoffe", Spalte 6:

ECHA (**E**uropean **C**hemicals **A**gency), die europäische Chemikalien Agentur in Helsinki, erfasst in einem Einstufungs- und Kennzeichnungsverzeichnis die nach REACH-Verordnung registrierten Stoffe. Diese Liste (C&L Inventory) enthält die Einstufung und Kennzeichnung unterschiedlicher Hersteller und Importeure. Hersteller und Importeure können einen Stoff abweichend von der bereits in das Einstufungs- und Kennzeichnungsverzeichnis aufgenommenen Einstufung einstufen, sofern sie der Agentur die Gründe für diese Einstufung zusammen mit der Meldung vorlegen (Artikel 16 CLP Verordnung). Diese Abweichungen sind nur möglich, wenn keine harmonisierte Einstufung nach Anhang VI CLP-Verordnung vorliegt.

Anhand dieser Liste (Einstufungs- und Kennzeichnungsverzeichnis) ist auch ersichtlich, wie viele Hersteller und Importeure den Stoff entsprechend den Daten in der Liste eingestuft haben.

Für die vorliegende Liste wurde die Kennzeichnung nach folgenden Kriterien ausgewählt: die Anzahl der eingereichten Dossiers mit der gleichen Einstufung / Kennzeichnung wie auch die toxikologischen Eigenschaften des Stoffes.

Das Verzeichnis bei der ECHA entspricht den dort gesammelten Vorschlägen der Hersteller.

„ECHA" (in Spalte 6) bedeutet: die Informationen in der Tabelle für diesen Gefahrstoff kommen aus der Datenbank des C&L-Verzeichnisses (Einstufung und Kennzeichnung) der ECHA mit angemeldeten und registrierten Stoffen, die bei der Stoffregistrierung nach der REACH-Verordnung oder bei der Notifizierung nach der CLP-Verordnung an die ECHA übermittelt wurden (mit statistischen Auswertungen der unterschiedlichen Einstufungen, die Hersteller und Importeure übermittelt haben), einschließlich der harmonisierten Einstufung. Harmonisierte Stoffe (nach Anhang VI CLP-Verordnung) sind mit „CLP" gekennzeichnet.

Was ist eine TRGS?

Siehe Kapitel 1, Tabelle 1 „Apothekenübliche Gefahrstoffe", Spalte 6:

Die **T**echnischen **R**egeln für **G**efahr**s**toffe (TRGS) geben den Stand der Technik, Arbeitsmedizin und Arbeitshygiene sowie sonstige gesicherte wissenschaftliche Erkenntnisse für Tätigkeiten mit Gefahrstoffen, einschließlich deren Einstufung und Kennzeichnung, wieder. Sie werden vom **Ausschuss für Gefahrstoffe (AGS)** aufgestellt und von ihm der Entwicklung entsprechend angepasst.

Der Ausschuss für Gefahrstoffe ermittelt nach § 20 GefStoffV den Stand der Wissenschaft, Technik, Arbeitsmedizin und Arbeitshygiene sowie sonstige gesicherte Erkenntnisse für Tätigkeiten mit Gefahrtstoffen einschließlich deren Einstufung und Kennzeichnung.

Das Technische Regelwerk enthält auch Regelungen aus konkreten EG-Vorschriften, auf die in der Verordnung gleitend verwiesen wird und die dadurch in nationales Recht konkretisiert werden. (TRGS 001, Übersicht über die TRGS)

Warum wurde im Einzelfall bei den Glucocorticoiden die TRGS 905 mit berücksichtigt?

Siehe Kapitel 1, Tabelle 1 „Apothekenübliche Gefahrstoffe", Spalte 6

Die TRGS 905 enthält ein Verzeichnis von CMR-Stoffen. Das Verzeichnis krebserzeugender, keimzellmutagener oder reproduktionstoxischer Stoffe wurde aktualisiert. In dem Verzeichnis sind u. a. Angaben zu den Steroidhormonen enthalten, u. a. den Anabolika und den Glucocorticoiden; diese Angaben mussten bei der Kennzeichnung der CMR-Eigenschaften mit berücksichtigt werden.

Wofür stehen die Buchstaben CMR?

Siehe Kapitel 1, Tabelle 1 „Apothekenübliche Gefahrstoffe", Spalte 7:

C: Carcinogene / krebserzeugende Gefahrstoffe der Kategorie 1A, 1B und 2

M: keimzellenmutagene / erbgutverändernde Eigenschaften der Kategorie 1A, 1B und 2

R: Reproduktionstoxische / fortpflanzungsgefährdende Eigenschaften der Kategorie 1A, 1B und 2; (Rf-fruchtbarkeitsgefährdend, Re-fruchtschädigend)

Nach welchen Kriterien wurden die P-Sätze (Sicherheitshinweise) ausgewählt?

Siehe Kapitel 1, Tabelle 1 „Apothekenübliche Gefahrstoffe", Spalte 8:

Das Kennzeichnungsetikett enthält die relevanten Sicherheitshinweise. Sie werden aus den Sicherheitshinweisen in den Tabellen in Anhang I Teile 2 bis 5 ausgewählt, in denen die für die einzelnen Gefahrenklassen erforderlichen P-Sätze aufgeführt sind. Die P-Sätze wurden gemäß den in Anhang IV Teil 1 festgelegten Kriterien ausgewählt, wobei die Gefahrenhinweise und die beabsichtigte(n) oder ermittelte(n) Verwendung(en) des Stoffes oder Gemisches berücksichtigt wurden (siehe Artikel 22 CLP Verordnung).

Welche P-Sätze sind bei der Abgabe an private Endverbraucher / breite Öffentlichkeit zu ergänzen?

Siehe Kapitel 1, Tabelle 1 „Apothekenübliche Gefahrstoffe", Spalte 8:

Wird der Stoff oder das Gemisch an die breite Öffentlichkeit abgegeben, trägt das Kennzeichnungsetikett nach Maßgabe der Kennzeichnungstabelle 5.3 einen Sicherheitshinweis zur Entsorgung des Stoffes oder Gemisches oder der Verpackung (meistens P501 oder auch P502), es sei denn, dies ist nach Artikel 22 CLP-Verordnung nicht erforderlich. In allen anderen Fällen ist kein Sicherheitshinweis zur Entsorgung erforderlich, sofern klar ist, dass die Entsorgung des Stoffes, des Gemisches oder der Verpackung keine Gefahr für die menschliche Gesundheit oder die Umwelt darstellt. (Artikel 28 CLP Verordnung).

Bei der Abgabe an private Endverbraucher ist es zusätzlich sinnvoll, einen der P-Sätze der 100er Reihe zu verwenden (meistens P102 – Darf nicht in die Hände von Kindern gelangen).

Was bedeutet „rot" gemäß Farbcodierung nach BAK-Konzept in der Tabelle 1?

Siehe Kapitel 1, Tabelle 1 „Apothekenübliche Gefahrstoffe", Spalte 9:

Die Farbcodierung ist eine zusätzliche innerbetriebliche Kennzeichnung und dient der Auswahl der persönlichen Schutzkleidung. Es ist eine Empfehlung der Bundesapothekerkammer; sie ist rechtlich nicht vorgeschrieben. Sie wird bei der Abgabe von Gefahrstoffen nicht verwendet.

Die Angabe „rot" bedeutet nach BAK-System Schutzhandschuhe, Atemschutz und Schutzbrille. Auf weitere Angaben wie „gelb", „blau" und / oder „orange" kann somit verzichtet werden (siehe hierzu Kapitel 3). Die Angabe „rot" bedeutet immer ein Beschäftigungsverbot für Schwangere und Stillende.

Welche Stoffe / Gemische sind in der Apotheke unter Verschluss zu lagern?

Siehe Kapitel 1, Tabelle 1 „Apothekenübliche Gefahrstoffe", Spalte 10

Im Rahmen des Arbeitsschutzes, also betriebsintern in der Apotheke (§ 8 Abs. 7 GefStoffV) sind Stoffe und Gemische, die als akut toxisch Kategorie 1, 2 oder 3, spezifisch zielorgantoxisch Kategorie 1, krebserzeugend Kategorie 1A oder 1B oder keimzellmutagen Kategorie 1A oder 1B eingestuft sind, unter Verschluss oder so aufzubewahren oder zu lagern, dass nur fachkundige und zuverlässige Personen Zugang haben.

Die Angabe „Lagerung unter Verschluss" im Gefahrstoffverzeichnis Spalte 10 beruht auf der Grundlage von § 8 (7) GefStoffV (siehe Kapitel 3.2) und gilt für den Apothekenbetrieb.

Der Sicherheitshinweis (P-Satz) „Unter Verschluss aufbewahren" (P405) ist bei der Lagerung beim Endverbraucher zu beachten. Der P405 gilt nicht bei der innerbetrieblichen Lagerung, z. B. im Apothekenbetrieb.

Was bedeutet der Begriff „Verbot" in der Spalte 13 der Tabelle 1?

Verbot bedeutet, dass die Abgabe **an private Endverbraucher** / breite Öffentlichkeit verboten ist. In diesem Fall ist kein kindergesicherter Verschluss (KiSi) bzw. kein tastbares Warnzeichen (TaWa) rechtlich vorgeschrieben; die Angabe in Klammern entspricht einer Empfehlung.

Beim Hinweis „Verbot" kann dennoch eine legale Abgabe an berufliche oder gewerbliche Verwender zulässig sein.

Was bedeutet „BtM / Verbot" in Spalte 13 der Tabelle 1?

Der Stoff ist in der Anlage III Betäubungsmittelgesetz (zu § 1 Abs. 1 BtMG) (verkehrsfähige und verschreibungsfähige Betäubungsmittel) oder in Anlage II (verkehrsfähige und nicht verschreibungsfähige Betäubungsmittel) gelistet. Diese Stoffe dürfen nach den betäubungsmittelrechtlichen Bestimmungen nicht weitergegeben werden. Da sowohl eine Abgabe an private Endverbraucher als auch die Abgabe an gewerbliche / berufliche Verwender nicht erlaubt ist, wurde auf die Angabe zum kindergesicherten Verschluss (KiSi) bzw. zum tastbaren Warnzeichen (TaWa) verzichtet.

Was bedeutet „Rx / Verbot" in Spalte 13 der Tabelle 1?

Der Stoff ist in der Anlage 1 der Arzneimittelverschreibungsverordnung erfasst (AMVV Anlage 1). Verschreibungspflichtig sind, sofern im Einzelfall nicht anders geregelt, auch Arzneimittel, die die jeweiligen Salze enthalten oder denen diese zugesetzt sind.

Die Stoffe dürfen auch gefahrstoffrechtlich nicht an Privatpersonen abgegeben werden. Die Abgabe als Arzneimittel erfolgt nur nach Vorlage einer gültigen Verschreibung.

Der Stoff kann ggf. zu technischen Zwecke an berufliche Verwender, die erlaubterweise mit Arzneimitteln umgehen, z. B. ein analytisches Labor, ein Arzt, abgegeben werden. In diesem Fall sind die gefahrstoffrechtlichen Vorgaben nach ChemVerbotsV einzuhalten, z. B. die Informationspflicht oder auch die Dokumentationspflicht. Die Abgabe an gewerbliche Verwender wie z. B. den Schlosser, den Optiker ist unzulässig.

Verbot bedeutet, dass die Abgabe **an private Endverbraucher** / breite Öffentlichkeit verboten ist. In diesem Fall ist kein kindergesicherter Verschluss (KiSi) bzw. kein tastbares Warnzeichen (TaWa) rechtlich vorgeschrieben; die Angabe in Klammern entspricht einer Empfehlung. Eine legale Abgabe an berufliche oder gewerbliche Verwender kann zulässig sein.

Was bedeutet „REACH"?

REACH die Abkürzung des englischen Titels einer Verordnung: „Regulation concerning the **R**egistration, **E**valuation, **A**uthorisation and Restriction of **Ch**emicals." Die REACH-Verordnung gilt als eines der strengsten Chemikaliengesetze der Welt.

Was bedeutet das „REACH / Verbot" in Spalte 13 der Tabelle 1?

Im Anhang XVII der REACH-Verordnung (Verordnung (EG) Nr. 1907 / 2006) wird die Herstellung, das Inverkehrbringen und die Verwendung bestimmter gefährlicher Stoffe, Gemische und Erzeugnisse geregelt. Die Verbote und Beschränkungen (siehe Kapitel 5.6) sind vor der Abgabe nach der REACH-Verordnung zu überprüfen.

Stoffe / Gemische, die in Anhang VI der CLP-Verordnung ((EG) Nr. 1272 / 2008) mit CMR-Eigenschaften der Kategorie 1A und 1B aufgeführt sind, dürfen nach Anhang XVII REACH-Verordnung (REACH-Anhang XVII Ziffer 28–30), grundsätzlich nicht an private Endverbraucher / breite Öffentlichkeit abgegeben werden.

Was beschreibt der Hinweis „Expl" bzw. „Verbot Expl / Verbot" in Spalte 13 der Tabelle 1?

Im Anhang I der EU-Verordnung 98 / 2013 über die Vermarktung und Verwendung von Ausgangsstoffen für Explosivstoffe (ExplV) werden Abgabeverbote und Beschränkungen an private Endverbraucher für bestimmte Stoffe definiert. Die dort aufgelisteten Stoffe dürfen an Privatpersonen bis zu der angegebenen Konzentration abgegeben werden. Oberhalb der angegebenen Konzentrationen ist die Abgabe an Privatpersonen nicht erlaubt.

Die Abgabe an gewerbliche / berufliche Verwender, analytische Labore kann jedoch zulässig sein. In diesem Fall sind die ggf. zu beachtenden Dokumentationspflichten nach Chemikalien-Verbotsverordnung in der folgenden Spalte aufgelistet.

Was bedeutet „ExplT" in Spalte 13 der Tabelle 1?

Nach Anhang II EU-Verordnung 98 / 2013 über die Vermarktung und Verwendung von Ausgangsstoffen für Explosivstoffe (ExplV) besteht eine Meldepflicht bei den dort aufgelisteten Stoffen bei verdächtigen Transaktionen, bei Abhandenkommen und bei Diebstahl an das zuständige Landeskriminalamt. (Artikel 9 EU-Verordnung 98 / 2013). In Kapitel 4, Punkt 4b ist beschrieben, was unter verdächtigen Transaktionen zu verstehen ist.

Liegen keine Hinweise zu verdächtigen Transaktionen vor, also die Abgabe der gelisteten Stoffe ist plausibel und nicht verdächtig, so erfolgt die Abgabe unter Berücksichtigung der Vorgaben der Chemikalien-Verbotsverordnung. Bei der Abgabe der gelisteten Stoffe wird die Dokumentation empfohlen; dies ist in der Tabelle mit „(Doku)" in Klammern gekennzeichnet.

Was bedeutet „GÜG" in Spalte 13 der Tabelle 1?

Die EU-Verordnungen betreffend Drogenausgangsstoffen (**G**rundstoff**ü**berwachungs**g**esetz = GÜG) regeln die Überwachung bestimmter Stoffe, die häufig zur unerlaubten Herstellung von Suchtstoffen oder psychotropen Stoffen verwendet werden. Die überwachten Stoffe sind in Kapitel 4 Punkt 4c aufgeführt. Dort findet man auch weitere Hinweise auf Beschränkungen wie auch Vorschriften zur Abgabedokumentation in Kapitel 4 Punkt 6c.

Was bedeutet „ChemVerbotsV / Verbot" in Spalte 13 der Tabelle 1?

Nach § 3 (2) der Chemikalien-Verbotsverordnung sind auf nationaler Ebene das Inverkehrbringen von Stoffen und Gemischen, die in der Anlage 1 bezeichnet sind, sowie von Stoffen, Gemischen und Erzeugnisse, die diese freisetzen oder enthalten können, verboten oder auch beschränkt.

Der Umfang der Verbote / Beschränkungen ist in der ChemVerbotsV Anlage 1, Spalte 2 definiert, die Ausnahmen in der Spalte 3 beschrieben. Erfasst werden folgende Stoffe: Formaldehyd, Dioxine und Furane, Pentachlorpehnol und Biopersistente Fasern.

Was bedeutet „Info" in Spalte 14 der Tabelle 1?

Die sachkundige Abgabeperson hat eine mündliche Informationspflicht (§ 8 (3) ChemVerbotsV) und hat den Erwerber mündlich zu unterweisen über:

a. die mit dem Verwenden des Stoffes oder des Gemisches verbundenen Gefahren,
b. die notwendigen Vorsichtsmaßnahmen beim bestimmungsgemäßen Gebrauch und für den Fall des unvorhergesehenen Verschüttens oder Freisetzens sowie
c. die ordnungsgemäße Entsorgung.

Was bedeutet „Doku" in Spalte 14 der Tabelle 1?

Bei der Abgabe bestimmter Stoffe / Gemische ist nach den Rechtsvorschriften zwingend ein Abgabebuch zu führen (§ 9 Chemikalien-Verbotsverordnung; siehe Kapitel 4, Punkt 6c). Der Erwerber kann (anstatt bei den Eintragungen im Abgabebuch) auch auf einer Empfangsbestätigung unterschreiben; diese ist dann möglichst fortlaufend nummeriert in Verbindung mit den Eintragungen im Abgabebuch aufzubewahren.

Wie ist die Abgabe an berufliche / gewerbliche Verwender zu dokumentieren?

Siehe Kapitel 1, Tabelle 1 „Apothekenübliche Gefahrstoffe", Spalte 14:

Erfolgt die Abgabe an berufliche / gewerbsmäßige Verwender, so sind die Dokumentationsvorgaben ebenfalls zu beachten. Zusätzlich ist ein aktuelles Sicherheitsdatenblatt abzugeben. Es ist zu empfehlen, die Abgabe des Sicherheitsdatenblattes im Abgabebuch oder auf dem getrennten Empfangsschein zu vermerken.

Erfolgt die Abgabe an öffentliche Forschungs-, Untersuchungs- oder Lehranstalten, so ist zusätzlich die Angabe, ob die Abgabe zu Forschungs-, Analyse- oder Lehrzwecken erfolgt, zu dokumentieren.

Wie lange ist die Dokumentation aufzubewahren?

Siehe Kapitel 1, Tabelle 1 „Apothekenübliche Gefahrstoffe", Spalte 14:

Die Dokumentation ist 5 Jahre aufzubewahren. Die Kundenerklärung ist nach den Bestimmungen des Grundstoffüberwachungsgesetz (GÜG) 3 Jahre aufbewahren; es ist zu empfehlen, diese analog der anderen Dokumentation 5 Jahre aufzubewahren.

Abkürzungen

ATP	Adaption to Technical Progress (Anpassung an den technischen Fortschritt). Regelmäßige Aktualisierungen im europäischen Vorschriftenbereich.
BtM	Betäubungsmittel
C&L	C&L Inventory (amtliche Bestandsliste) der ECHA
CAS-Nummer	CAS = Chemical Abstracts Service; internationaler Bezeichnungsstandard für chemische Stoffe, sie dient der eindeutigen Identifizierung
ChemVerbotsV	Chemikalienverbots-Verordnung
CLP	VO (EG) 1272 / 2008 Anhang VI Stand 27.03.2019
ECHA	European Chemicals Agency
EVE	Endverbleibserklärung = Kundenerklärung
Expl	Ausgangsstoffe für Explosivstoffe: Abgabeverbote und Beschränkungen nach Anhang I VO (EG) 98 / 2013
ExplT	Ausgangsstoffe für Explosivstoffe: Meldepflicht für verdächtige Transaktionen nach Anhang II VO (EG) 98 / 2013
GÜG	Grundstoffüberwachungsgesetz
KN-Code	„Kombinierte Nomenklatur" = 8-stellige Warennomenklatur für den Außenhandel nach der Verordnung (EWG) Nr. 2658 / 87 des Rates vom 23. Juli 1987 über die zolltarifliche und statistische Nomenklatur sowie über den Gemeinsamen Zolltarif
REACH	Regulation concerning the Registration, Evaluation, Authorisation and Restriction of Chemicals
Rx	verschreibungspflichtige Substanz
SD	Sicherheitsdatenblatt
TRGS	Technische Regeln für Gefahrstoffe (ergänzt um die Nummer der Regel)

Dokumentation: Jährliche Überprüfung des Gefahrstoffverzeichnisses

Verzeichnis der Gefahrstoffe

> Stempel der Apotheke oder Name der Apotheke und Anschrift eintragen

Das betriebsspezifische Verzeichnis der Gefahrstoffe ist fortzuschreiben und einmal jährlich zu prüfen und gegebenenfalls zu ergänzen.

Dokumentation über die jährliche Prüfung

Neue Gefahrstoffe wurden in das Verzeichnis mit Einstufung / Kennzeichnung, dem verwendeten Mengenbereich und den Arbeitsbereichen mit aufgenommen. Die Mengenbereiche der bereits erfassten Gefahrstoffe wurden überprüft.
Die Aktualität der Sicherheitsdatenblätter wurde überprüft.
Das Verzeichnis entspricht dem aktuellen Stand.

| Datum | Unterschrift / Beauftragte(r) | Unterschrift Apothekenleiter(in) |

Neue Gefahrstoffe wurden in das Verzeichnis mit Einstufung / Kennzeichnung, dem verwendeten Mengenbereich und den Arbeitsbereichen mit aufgenommen. Die Mengenbereiche der bereits erfassten Gefahrstoffe wurden überprüft.
Die Aktualität der Sicherheitsdatenblätter wurde überprüft.
Das Verzeichnis entspricht dem aktuellen Stand.

| Datum | Unterschrift / Beauftragte(r) | Unterschrift Apothekenleiter(in) |

Neue Gefahrstoffe wurden in das Verzeichnis mit Einstufung / Kennzeichnung, dem verwendeten Mengenbereich und den Arbeitsbereichen mit aufgenommen. Die Mengenbereiche der bereits erfassten Gefahrstoffe wurden überprüft.
Die Aktualität der Sicherheitsdatenblätter wurde überprüft.
Das Verzeichnis entspricht dem aktuellen Stand.

| Datum | Unterschrift / Beauftragte(r) | Unterschrift Apothekenleiter(in) |

Neue Gefahrstoffe wurden in das Verzeichnis mit Einstufung / Kennzeichnung, dem verwendeten Mengenbereich und den Arbeitsbereichen mit aufgenommen. Die Mengenbereiche der bereits erfassten Gefahrstoffe wurden überprüft.
Die Aktualität der Sicherheitsdatenblätter wurde überprüft.
Das Verzeichnis entspricht dem aktuellen Stand.

| Datum | Unterschrift / Beauftragte(r) | Unterschrift Apothekenleiter(in) |

Neue Gefahrstoffe wurden in das Verzeichnis mit Einstufung / Kennzeichnung, dem verwendeten Mengenbereich und den Arbeitsbereichen mit aufgenommen. Die Mengenbereiche der bereits erfassten Gefahrstoffe wurden überprüft.
Die Aktualität der Sicherheitsdatenblätter wurde überprüft.
Das Verzeichnis entspricht dem aktuellen Stand.

_____

Datum   Unterschrift / Beauftragte(r)   Unterschrift Apothekenleiter(in)

Neue Gefahrstoffe wurden in das Verzeichnis mit Einstufung / Kennzeichnung, dem verwendeten Mengenbereich und den Arbeitsbereichen mit aufgenommen. Die Mengenbereiche der bereits erfassten Gefahrstoffe wurden überprüft.
Die Aktualität der Sicherheitsdatenblätter wurde überprüft.
Das Verzeichnis entspricht dem aktuellen Stand.

_____

Datum   Unterschrift / Beauftragte(r)   Unterschrift Apothekenleiter(in)

Neue Gefahrstoffe wurden in das Verzeichnis mit Einstufung / Kennzeichnung, dem verwendeten Mengenbereich und den Arbeitsbereichen mit aufgenommen. Die Mengenbereiche der bereits erfassten Gefahrstoffe wurden überprüft.
Die Aktualität der Sicherheitsdatenblätter wurde überprüft.
Das Verzeichnis entspricht dem aktuellen Stand.

_____

Datum   Unterschrift / Beauftragte(r)   Unterschrift Apothekenleiter(in)

Neue Gefahrstoffe wurden in das Verzeichnis mit Einstufung / Kennzeichnung, dem verwendeten Mengenbereich und den Arbeitsbereichen mit aufgenommen. Die Mengenbereiche der bereits erfassten Gefahrstoffe wurden überprüft.
Die Aktualität der Sicherheitsdatenblätter wurde überprüft.
Das Verzeichnis entspricht dem aktuellen Stand.

_____

Datum   Unterschrift / Beauftragte(r)   Unterschrift Apothekenleiter(in)

Neue Gefahrstoffe wurden in das Verzeichnis mit Einstufung / Kennzeichnung, dem verwendeten Mengenbereich und den Arbeitsbereichen mit aufgenommen. Die Mengenbereiche der bereits erfassten Gefahrstoffe wurden überprüft.
Die Aktualität der Sicherheitsdatenblätter wurde überprüft.
Das Verzeichnis entspricht dem aktuellen Stand.

_____

Datum   Unterschrift / Beauftragte(r)   Unterschrift Apothekenleiter(in)

Neue Gefahrstoffe wurden in das Verzeichnis mit Einstufung / Kennzeichnung, dem verwendeten Mengenbereich und den Arbeitsbereichen mit aufgenommen. Die Mengenbereiche der bereits erfassten Gefahrstoffe wurden überprüft.
Die Aktualität der Sicherheitsdatenblätter wurde überprüft.
Das Verzeichnis entspricht dem aktuellen Stand.

_____

Datum   Unterschrift / Beauftragte(r)   Unterschrift Apothekenleiter(in)